Les Seize Points

Les pratiques de l'*Ánanda Márga* pour le développement intégral

Éditions ANANDA MARGA
LA VOIE DE LA FÉLICITÉ

Révision de la traduction française de 1978 de l'édition de l'*Ácárya* Máyátiita *brahmacárii*, 1976, adaptée, corrigée et complétée (notamment de citations supplémentaires de *Shrii Shrii* Ánandamúrti) : Jyotsná Devii, France. 2009, édition pour l'Amérique du Nord ; 2012, réédition pour l'Afrique de l'Ouest ; 2021-2024 édition entièrement corrigée et complétée pour la France, sur certains points à l'aide du texte de référence bengali.

Responsable des publications de l'Ánanda Márga en Europe *(Berlin Sector) : Ác.* Aniishánanda *Avt.*

Publié par les éditions Ananda Marga, 153 avenue Joffre, 66000 Perpignan, France. editions-ananda-marga.fr

ISBN : 978-2-907234-27-6 ; dépôt légal decembre 2024.

Préface

L'*Ánanda Márga Pracáraka Saḿgha* est une association *(saḿgha)* bénévole enseignant et pratiquant le yoga, la méditation et la philosophie spirituelle ainsi que l'engagement social. L'Ánanda Márga – « la Voie vers le royaume de la Béatitude divine » – fut fondée par le saint, écrivain et philosophe Prabhat Ranjan Sarkar, appelé *Shrii Shrii* Ánandamúrti [« Incarnation de la Félicité »] en tant que maître de yoga. Elle vise une société libre où chacun puisse se développer pleinement dans le respect des autres. L'Ánanda Márga promeut la philosophie du Nouvel humanisme qui propage une spiritualité usant de la raison pour dépasser les sentiments territoriaux et communautaires qui ont fait tant de mal dans le passé et qui repointent leur nez à la faveur des difficultés du présent. Le Nouvel humanisme pose finalement l'être humain en protecteur de la nature et des autres espèces.

L'Ánanda Márga soutient également l'Utilisation progressiste, la théorie progressiste de l'utilisation de P.R. Sarkar, une théorie socio-politique alternative aux systèmes actuels, connue en anglais par le sigle *PROUT* (prononcé praote) car, dans sa démarche qui considère que le but de la vie humaine est l'accomplissement spirituel, l'Ánanda Márga vise à ce que chacun ait l'opportunité de se développer pleinement.

L'être humain aspire à l'infini, mais il ne peut trouver cet infini dans les satisfactions matérielles ou intellectuelles. Seul le monde spirituel permet à l'être humain de s'abreuver à l'Infini ; comment alors peut-il atteindre à la transcendance ?

Par le yoga. Le yoga est un système physico-psycho-spirituel de développement personnel. Nous présentons ici les règles et pratiques physico-psycho-spirituelles que suivent les membres de l'Ánanda Márga, avec des explications sous une forme pédagogique permettant de les apprendre et les intégrer.

Les pratiques individuelles de la méditation et ses techniques sont, elles, enseignées uniquement oralement, individuellement et bénévolement par les enseignants qualifiés de l'Ánanda Márga.

Ces règles encadrent la pratique et guident le pratiquant vers une vie plus pleine, riche de sens, utile et bienfaisante pour la communauté. La paix transcendantale ressentie durant la méditation, et la profondeur de vue et l'idéologie inclusive issues d'une pratique méditative et d'une vie bien conduites rejaillissent dans la vie quotidienne de l'aspirant spirituel ; celui-ci, élargissant ce qu'il considère comme sien par la nature même de sa pratique qui vise l'infini, devient ainsi un atout pour la société. Puisse-t-il guider les siens vers un monde meilleur.

> *Pour avancer sur la voie du bien humain, nous devons nous fortifier dans tous les domaines de la vie. Les Seize Points sont la source de tout bien physique, mental, moral, social et spirituel, soyez donc fermes sur les Seize Points.*
>
> *Shrii Shrii* Ánandamúrti

Les enseignants spirituels de l'Ánanda Márga sont toujours prêts à enseigner, sans frais, la pratique de la méditation aux personnes sincères désireuses de la pratiquer. L'enseignement spirituel yoguique de l'Ánanda Márga est transmis par des enseignants qualifiés ; gradué, individuel, il se complète d'une participation éventuelle à des stages et ateliers ainsi que d'un encouragement à s'impliquer dans des activités associatives et humanitaires[1].

Pour une rencontre ou un renseignement, contactez Ánanda Márga Pracáraka Saḿgha, adresses p. 113.

---

[1] Par exemple dans l'association internationale *AMURT*, affiliée à l'ONU en tant qu'organisation non gouvernementale, qui œuvre dans le monde entier par des missions de développement et de secours ; l'association *PCAP* de protection des animaux et des plantes ; Renaissance universelle et *RAWA*, associations respectivement d'intellectuels et d'artistes pour un renouveau dans une perspective ouverte, positive à long terme et élevante de leurs recherches et réalisations, etc.

L'Ánanda Márga est née en 1955 en Inde de la volonté de *Shrii Shrii* Ánandamúrti qui avait rassemblé autour de lui un certain nombre de disciples motivés. À cette époque, la jeunesse indienne dans une Inde en pleine reconstruction après la deuxième guerre mondiale, où elle était engagée en tant que partie de l'empire britannique, aspirait à la modernité. L'Ánanda Márga eut ainsi tout d'abord un franc succès car elle proposait une vision rationnelle de la spiritualité au-delà des dogmes et superstitions et refusait également les pratiques archaïques discriminatoires telles la pratique de la dot et les barrières intercastes. En tant qu'organisation spirituelle, l'Ánanda Márga était aussi fermement morale et s'opposait explicitement et publiquement à la corruption qui gangrenait la société à la sortie de ces conflits mondiaux. Cela a certes attiré de nombreux jeunes en quête d'idéal, mais a peu à peu indisposé fortement des pouvoirs en place à la fois religieux et politiques. Quand l'influence morale de l'Ánanda Márga s'est avérée entraver le projet politique ou mafieux de certaines personnes haut placées, ces pouvoirs politiques, qui tout d'abord encensaient l'Ánanda Márga pour le dévouement de ses membres dans les secours aux catastrophes naturelles (tremblement de terre, etc.) se sont retournés contre elle, jusqu'à user de tous les moyens, aboutissant à des évènements dramatiques. [...] Le combat de l'Ánanda Márga pour établir une société humaine saine ne fait cependant que commencer.

L'Ánanda Márga n'est clairement pas un mouvement spirituel ordinaire. Il travaille au développement intégral de l'humanité tout entière, dans les domaines physique, mental et spirituel, tant dans la vie individuelle que collective.

J. C.

Introduction

Cet univers est un, et suit un équilibre dynamique

L'ensemble de cet univers est un système qui ne fait qu'un et où tout est relié à tout. Tout ce qui est créé, du plus petit grain de sable à la plus immense galaxie, a sa raison d'être, et toutes ces raisons d'être, de l'animé comme de l'inanimé, sont liées dans un équilibre dynamique.

Les lois de l'énergie universelle

L'énergie qui se manifeste dans cet univers naît de frictions, de heurts et de recombinaisons. Quand on frotte deux baguettes l'une contre l'autre, on produit de l'énergie, de la chaleur, on peut même en arriver à les enflammer. Quand on brise certains atomes, par un choc, la fission produit une énorme énergie. L'énergie vitale aussi découle de chocs, frictions et recombinaisons. Cependant, la plus grande partie de l'énergie créée par les chocs et les heurts physiques ou psychiques se perd. Prenons un enfant qui se brûle la main sur un fourneau, l'énergie de ce choc est là pour qu'il apprenne de son erreur. Le choc aura alors produit un certain éveil, mais s'il répète son action erronée, il gaspille l'énergie du choc. De même, se désoler à la vue d'une personne affamée n'est pas le meilleur usage de l'énergie engendrée par ce choc psychique, qui est de faire quelque chose pour remédier à cela ou à la situation qui a créé cet état de fait.

Le fonctionnement de notre corps et de notre esprit est régi par des lois fondamentales. Aller à leur encontre, c'est en éprouver, c'est certain, le choc en retour. Dans le passé, les gens ont, parce qu'ils ignoraient ces lois, vécu de violents et nombreux chocs, aussi bien physiques que psychiques, et ils n'ont pas pu jouir du véritable bonheur et de la quiétude intérieure, une faculté purement spirituelle. Or l'humanité aspire à celle-ci et cherche depuis toujours un remède à toutes les souffrances, et la clef du bonheur éternel. L'histoire est remplie de personnes explorant les sciences matérielles ou occultes, les religions, la psychologie et les théories sociales et économiques pour trouver la réponse à ces questions. Mais leur quête a été le plus souvent extérieure. L'homme matérialiste pense que quelque chose dans le monde extérieur le sauvera, mais jusqu'à présent il ne l'a pas trouvé.

La réponse des yogis

Il y a environ 7 000 ans, les anciens yogis tentèrent une approche différente. Ils clamèrent que la clef du bonheur était intérieure. Pour trouver le bonheur, ils étudièrent l'espace intérieur de leur corps et de leur esprit à l'aide de techniques qu'ils élaborèrent à cet effet. Ils découvrirent les lois fondamentales gouvernant notre existence et développèrent une manière de vivre qui en tienne compte. Par ces pratiques, les yogis apprirent à mettre leur corps et leur esprit en harmonie, et cela les mit en harmonie avec l'univers. Une toute nouvelle perspective s'ouvrit à eux, ils comprirent que le but de la vie n'était pas simplement de satisfaire les besoins physiques et les désirs psychiques élémentaires, mais d'œuvrer, en même temps qu'à cette satisfaction, à atteindre l'unité ultime en soi et avec toute la création. Une démarche spirituelle qui aboutit à un état au-delà de la conscience corporelle et psychique, et donc des conflits de ce monde relatif ; mais pour atteindre à cet état, il faut se discipliner, de sorte à être aux commandes de sa vie et de pouvoir l'harmoniser à ces lois fondamentales. C'est dans cette perspective que s'élabora la science du yoga.

Il n'est cependant pas facile d'avoir la maîtrise de ses instincts ou tendances naturelles et de ses pensées, car ils sont telle une horde de chevaux sauvages ; c'est pourquoi nous pouvons canaliser et donner une certaine direction, ou but, au flot de nos pensées, mais nous ne pouvons pas l'immobiliser sans danger.

Ce n'est pas si facile de canaliser ses instincts, tendances naturelles et pensées, l'on a donc énoncé seize points résumant les pratiques fondamentales favorisant la maîtrise du corps et de l'esprit.

Que sont les « Seize Points » ?

Les *huit premiers points* s'attachent au corps.

Le corps a un système glandulaire très complexe, essentiel au maintien de la santé physique et de l'équilibre mental. Si l'activité biochimique de ces glandes est perturbée, on tombe physiquement ou mentalement malade. Nombre de ses glandes sont responsables des divers sentiments, tels l'anxiété, la peur, l'espoir, la colère, la compassion, etc. De justes habitudes, favorables au bon fonctionnement des glandes, permettent donc d'acquérir une bonne santé et un esprit calme.

Les huit premiers points traitent ainsi de l'activité physique, qui elle-même agit sur l'état mental. Ils sont *psycho-physiques*.

Les *points neuf à seize* s'attachent à diriger l'état mental, ils se proposent de guider la psyché vers le plan et le but spirituels. Ils sont ainsi surtout *psycho-spirituels*.

Ces « points », ces activités psychophysiques et psychospirituelles, permettent d'avoir la pleine maîtrise de son corps et de sa pensée, et d'atteindre ainsi au but final de cet univers spirituel. Car notre destin est d'arriver au bonheur par l'état d'unité universelle. Les Seize Points, en engendrant une juste activité physique et mentale dirigée vers le but spirituel, nous permettent d'accomplir notre destin.

Ces Seize Points ne sont pas des rites, mais une science physique et mentale que chacun peut pratiquer. Ils se sont révélés favoriser la guérison de nombreuses maladies et améliorer la santé en général. Aujourd'hui, de nombreuses personnes souffrent de maladies, tant physiques que mentales, qui trouvent leur origine dans des pratiques ou des idéaux inadéquats et néfastes. Les Seize Points sont une approche pratique de la vie. Nous invitons le lecteur à essayer n'importe lequel de ces points séparément et à voir s'il contribue à son bien-être physique et mental.

Nous avons tiré une grande partie de la matière de ces *Seize Points* de divers ouvrages écrits par *Shrii Shrii* Ánandamúrti, dont nous avons utilisé très librement les informations. Il s'agit notamment de :

– *Manuel pratique de l'Ánanda Márga, rites, fonctionnement, règles et pratiques yoguiques (Ánanda Márga Caryácarya) tomes 1 et 2,*

– *Idée et Idéologie,*

– *Sublime Spiritualité, la philosophie mystique du yoga ; La Science sacrée des Védas, La Spiritualité de la Katha Oupanishad* et *L'Enseignement philosophique de la Shwetâshwatara Oupanishad (Subháśita Saḿgraha I-VI/La Philosophie et l'Idéal de vie de l'Ánanda Márga 1 à 3),*

– *Un Guide de conduite humaine (yama niyama, les principes moraux spirituels du yoga),*

– [et les différents tomes de *Nectar de l'Enseignement spirituel (ÁnandaVacanÁmrtam)* (non encore sortis à l'époque)].

Nous recommandons fortement leur lecture et celle des autres livres de *Shrii Shrii* Ánandamúrti.

Nous nous sommes efforcés d'utiliser le plus possible de connaissance scientifique et médicale, de sorte à présenter les Seize Points d'une manière rationnelle. Notre compréhension de la science cachée derrière les Seize Points est en constante augmentation et nous en saurons encore plus à leur sujet à l'avenir. On ne doit donc pas considérer ce livre comme le dernier mot sur les Seize Points. Plusieurs livres précédents expliquant les Seize Points ont été des guides très utiles pour cet ouvrage et il faut espérer que ce livre sera également utile aux éditions ultérieures.

Ácárya Máyátiita *Brahmacárii*, octobre 1976

Révision, réécriture partielle et compléments [et notes (ndt)], Jyotsnâ Devî, 2016, 2023. Les ouvrages cités sans préciser l'auteur sont de *Shrii Shrii* Ánandamúrti, les nde de l'éditeur.

Les Seize Points

Nous avons vu qu'un bon fonctionnement mental requiert le bon fonctionnement du système glandulaire. Or la chaleur corporelle influe sur ce dernier : tout désordre au niveau de la chaleur corporelle engendre un trouble fonctionnel glandulaire. Ne dit-on pas d'une personne équilibrée émotionnellement qu'elle a du sang-froid ? C'est pourquoi les huit premiers points ont tous un certain rapport avec la régulation de la chaleur corporelle. Un excès de chaleur dans une partie du corps augmente l'activité des glandes correspondant à cette partie du corps, engendrant un désordre mental. Un des meilleurs moyens pour réguler cette chaleur est l'utilisation d'eau fraîche.

Le yoga nous apprend l'existence de différents centres subtils de régulation glandulaire nommés *cakra* (prononcer tchakra). Si l'on rafraîchit les endroits du corps où se trouvent ces centres ou plexus *(cakra)*, on régule l'activité des glandes associées à ces parties du corps. Il faut prendre particulièrement soin des centres les plus bas du corps car ils agissent sur les propensions les plus fondamentales.

1. L'usage de l'eau

Uriner et aller à la selle engendrent beaucoup de chaleur dans les parties inférieures du corps, affectant les glandes très sensibles de cette région. Verser de l'eau fraîche sur l'organe urinaire après la miction compense cet effet. Cela contribue également à la propreté en lavant tout reste d'urine qui s'y trouve. De plus, l'eau fraîche fait se contracter la vessie, permettant à celle-ci de se vider complètement. On empêche ainsi la formation de calculs vésicaux. On rince l'organe urinaire une première fois, faisant ainsi se vider complètement la vessie, suivi d'un deuxième rinçage lorsque la vessie s'est complètement vidée.

Utiliser également de l'eau fraîche après être allé à la selle, pour plus de propreté et pour réguler la chaleur corporelle. L'on utilise alors la main gauche pour se laver, pour plus d'hygiène car on utilise le plus souvent la main droite dans les rapports sociaux, pour manger, etc.

Pour parer à l'éventualité d'un manque d'eau à un moment inopportun, transporter avec soi une petite bouteille d'eau (un *shaoca manjusá)*. Après en avoir pris l'habitude, on trouve l'usage de l'eau tout naturel et très agréable. L'observation adéquate et régulière de ce point favorise également la prévention des cystites et des infections vaginales chez la femme[1].

2. L'hygiène masculine (le prépuce)

C'est le seul point qui ne s'applique qu'aux hommes. Pour des raisons hygiéniques, l'on recommande à tous les hommes de retrousser leur prépuce (le port d'un slip yoguique *(lungota)* permet à la peau de rester retroussée, voir sous le point 4 : sous-vêtements/*lungota*). Après quelques semaines de cette pratique artificielle, la peau reste naturellement retroussée. La circoncision a également la même fonction. La peau en excès à cet endroit peut favoriser l'accumulation de la saleté, et l'humidité et la chaleur aidant, des bactéries peuvent se développer et engendrer diverses maladies si l'on ne maintient pas l'endroit très propre. De plus, la peau libre à cet endroit très sensible a tendance à exciter l'esprit et à troubler la concentration. C'est pourquoi le port du slip yoguique *(lungota)* est nécessaire. Le prépuce avait son usage dans les temps anciens avant l'usage de protections appropriées. Maintenant, avec l'usage hygiénique des sous-vêtements, il a perdu sa fonction de protection.

---

[1] Qui prendra soin de s'essuyer d'avant en arrière et non le contraire pour les mêmes raisons.

3. Les poils

Les poils du corps sont très importants pour la régulation de la température corporelle. C'est grâce aux poils et aux ganglions associés que le corps régule sa température, en particulier en évitant l'excès de température. En effet, les poils retiennent la sueur dont l'évaporation rafraîchit le corps. Pour ne pas empêcher ce processus ni gêner inutilement les glandes sensibles des régions articulaires, il ne faut pas raser les poils de ces régions (aisselles et pubis). Il n'est d'ailleurs pas particulièrement recommandable de raser les poils du reste du corps. Cependant, en fonction des circonstances sociales, l'homme peut se raser la moustache et la barbe et la femme les poils des jambes ; Bábá était lui-même toujours rasé de frais.

Il faut prendre grand soin de laver ses poils tous les jours. Il s'agit notamment de se laver quotidiennement au savon les poils du pubis et des aisselles que l'on enduira ensuite légèrement d'huile, celle-ci agissant comme un déodorant. L'huile empêche le développement des bactéries responsables des mauvaises odeurs. L'huile de noix de coco est particulièrement recommandée, on sait aujourd'hui qu'elle a des propriétés antibactériennes et antifongiques[1] au contact de la peau.

Quant aux cheveux, il est bien de les rincer tous les jours. Les laver à intervalles réguliers et les peigner chaque jour.

Pour contrer la sécheresse de la peau et des poils, on peut appliquer un petit peu d'huile tous les jours, selon les besoins. Si l'huile de noix de coco est la meilleure, on peut aussi utiliser d'autres huiles naturelles non parfumées comme l'huile d'amande douce, d'olive, de sésame, le beurre de karité, etc. L'application quotidienne d'huile sur les cheveux est très utile pour empêcher la formation des pellicules et garder des cheveux sains. Pour ceux

---

[1] On en trouve désodorisée (à la vapeur d'eau) (notamment en magasin bio), et elle a les mêmes propriétés. (ndt)

qui pratiquent les postures de yoga *(ásana)* il est préférable de ne pas appliquer d'huile sur la peau immédiatement après une séance de postures, car la peau est à ce moment-là particulièrement sensible, or l'huile bouche les pores, empêchant l'écoulement normal de la sueur et du sébum.

4. Les sous-vêtements et le *lungota*

Le corps recèle des glandes très sensibles associées à des parties corporelles très délicates. Pour protéger ces glandes, il faut préserver ces parties des dommages. Il s'agit notamment des seins féminins et des organes génitaux.

On recommande aux hommes de porter un sous-vêtement particulier qui maintient et protège bien les organes génitaux des dommages dus aux efforts physiques intenses ou aux mouvements brutaux, et qui évite les pensées sexuelles importunes causées par le dérangement physique des glandes : le *lungota* ou slip yoguique. À défaut, il est nécessaire de porter un slip taille haute avec un très bon maintien. Cela est particulièrement nécessaire pendant la pratique des postures de yoga *(ásana)* et de la danse de Shiva (le *táńd́ava* [voir point 16]). Le port du *lungota* permet également de prévenir les hernies et l'hydrocèle. Il est souhaitable de porter le *lungota* en permanence (les hommes mariés peuvent le desserrer la nuit).

La pratique de la méditation engendre beaucoup d'énergie. Cette énergie cherche à s'exprimer par nos organes des sens (yeux, oreilles, peau, langue et nez) et nos organes moteurs (cordes vocales, mains, jambes, organes génitaux et d'excrétion) en fonction de nos propensions mentales.

Porter le *lungota* très serré est très favorable à la méditation car cela permet d'intérioriser cette énergie. On obtient ainsi le maximum de bénéfice des pratiques spirituelles, et l'on évite aussi d'être mentalement perturbé par le besoin de manifestation de cette énergie. En effet les idées sexuelles qui nous viennent habituellement à l'esprit ont pour la plupart des causes physiques. Le yoga ne vise pas à supprimer ces instincts et désirs, mais à en avoir la maîtrise. Un désir sexuel non maîtrisé engendrera de graves inconvénients à la fois physiques et moraux, et deviendra un grand obstacle dans la vie spirituelle. La juste pratique du yoga permet, par la réduction de l'excitation des glandes spécifiquement liées à ces désirs, de devenir le maître et non l'esclave de ses instincts. On peut ainsi garder son calme mental.

Les instincts nous poussent à l'action. Une juste retenue physique et psychique nous permet d'utiliser cette motivation vraiment comme nous le souhaitons, et de la diriger vers notre but spirituel. Nous pouvons ainsi surmonter les limitations de notre corps physique et accéder à une vie plus dynamique.

Les sous-vêtements sont également importants pour les femmes. Une petite culotte ou un slip permet de protéger et de maintenir propres les organes génitaux et urinaires. Il leur faut aussi protéger les glandes délicates des seins par un soutien-gorge. On veillera à apporter un maintien sans toutefois empêcher la circulation de la lymphe qui maintient les organes sains. Il est recommandé de porter soutien-gorge et slip pour la pratique des postures de yoga, les *ásana*.

Pour rester propre, on lavera ses sous-vêtements chaque jour.

5. Le « demi-bain » *(vyápaka shaoca)*

Comme nous l'avons vu au premier point, sur l'usage de l'eau, trop de chaleur corporelle dérange l'activité corporelle et mentale normale. Chacune de nos actions crée de la chaleur dans notre corps. Il est donc bon, avant d'entamer une activité nécessitant de la concentration et du calme, de se rafraîchir, ce qu'on peut faire en s'appliquant de l'eau fraîche à la surface du corps. Comme il est difficile et malcommode de prendre un bain ou une douche plusieurs fois par jour, nous avons le système du « demi-bain ». L'idée est que là où les vaisseaux sanguins sont les plus accessibles, les mains et les pieds par exemple, l'effet rafraîchissant sera le plus grand, et que le sang rafraîchi là par l'application d'eau fraîche sera véhiculé dans les autres parties du corps.

Comment pratiquer le demi-bain ? Rincez d'abord les organes génitaux. Arrosez ensuite les membres inférieurs des genoux aux pieds, rincez également les avant-bras, des coudes aux mains. Puis, lavez-vous les mains, emplissez-vous la bouche d'eau et, tout en la gardant pleine, éclaboussez-vous les yeux ouverts, au moins douze fois. Recrachez l'eau. Faites alors un lavement de nez, c'est-à-dire : aspirez de l'eau par les narines et recrachez-la par la bouche. Si nécessaire insérez le majeur de la main droite dans la gorge pour expulser en toussant le mucus accumulé. Mouillez-vous maintenant les oreilles, le cou et le reste du visage. Si vous voulez, mettez un petit peu d'eau au sommet de la tête et au nombril. Tout cela avec de l'eau fraîche, ou, dans les climats froids ou pour les personnes très sensibles au froid, avec de l'eau tiède, mais toujours un peu plus fraîche que la température du corps. Quand on est habitué à ce processus, il ne prend guère plus de quelques minutes.

Le fait de s'asperger les yeux d'eau est très sain, car de nombreux ennuis oculaires ont pour cause la chaleur excessive qui s'y forme, et cet effet rafraîchissant permet d'éviter des maux. S'asperger les yeux la bouche étant pleine d'eau a un effet particulièrement relaxant, et le fait de se rincer les yeux a un effet préventif sur l'allergie par exemple (en enlevant les grains de pollen allergisants des cils et des muqueuses). En aspirant de l'eau par le nez, on nettoie tout le conduit nasal et la gorge. Pendant la journée, de nombreuses particules de saleté s'accumulent dans les poils du nez et dans le mucus des conduits nasaux, ce qui entrave fréquemment la respiration. L'eau lave ces endroits et retire aussi le mucus en excès dans le nez et la gorge. On évite ainsi les rhumes et les maux de gorge, dans une certaine mesure. L'eau fraîche placée au sommet du crâne rafraîchit le *sahasrára cakra*, siège de la conscience spirituelle, au sommet de la tête. C'est le point de contrôle de toutes les énergies spirituelles dans le corps, et garder rafraîchi ce point aide aussi à garder le contrôle mental. L'espace derrière les oreilles et le cou sont aussi des endroits qui s'échauffent habituellement, et les garder frais donne une impression très relaxante.

Certaines découvertes médicales ont montré l'action de l'eau fraîche. On a étudié des plongeurs qui pouvaient rester très longtemps dans l'eau. Il s'est avéré que l'eau froide ralentissait leur métabolisme. La médecine applique ce phénomène, appelé « réflexe du plongeur », à des malades du cœur. On a en effet découvert que l'hypothermie thérapeutique ralentit fortement les battements du cœur et protège les cellules en général.

C'est ainsi que la pratique du demi-bain à l'eau froide engendre une détente, détente qui prépare à la méditation.

Tous ces avantages permettent de recommander la pratique du demi-bain avant la méditation, avant les repas, avant de se coucher et avant une séance de postures de yoga *(ásana)*. Bien sûr, si le repas, les postures ou le sommeil viennent directement après la méditation, il n'est pas nécessaire de refaire un demi-bain. Il est cependant souhaitable de se laver les mains avant de manger, et aussi les pieds [notamment quand on mange pieds nus et à même le sol, et quand il fait très chaud] ; il y a plus de 70 000 terminaisons nerveuses dans les mains et les pieds, et toutes les parties du corps sont reliées à ces extrémités par le système nerveux.

Le demi-bain a aussi des effets bénéfiques avant toute activité demandant de la concentration, comme assister à une conférence, lire un livre ou toute autre activité psychique ou psychospirituelle. Avant de dormir, un demi-bain suivi de quelques minutes de méditation évitera les cauchemars et induira un sommeil plus reposant. Notez qu'il est important de se sécher soigneusement les pieds, particulièrement entre les orteils, car des moisissures ont tendance à s'y développer à cause de la chaleur et de l'humidité.

Pour empêcher encore plus cette possibilité, on peut huiler très légèrement les pieds entre les orteils tous les jours, ce qui évite que la peau ne pèle et que les moisissures ne se développent. Cela relaxe également le corps en agissant sur les terminaisons nerveuses.

En rentrant chez soi après une journée d'activité, ou simplement après avoir travaillé quelque temps sur un ordinateur, le demi-bain détend, évacue en quelques instants les tensions nerveuses et l'électricité statique, et nous permet de repartir à neuf.

6. Le bain ou la douche

La propreté du corps et de l'esprit est une part très importante de la vie spirituelle. Il est donc recommandé, pour la propreté générale et la bonne santé, de prendre un bain ou une douche au moins une fois par jour. Les meilleurs moments pour se baigner sont les périodes situées entre quarante-cinq minutes avant et quarante-cinq minutes après le lever du soleil ou le coucher du soleil, ainsi qu'entre neuf heures et midi [heure solaire]. Cela harmonise le corps avec les forces naturelles. Bien qu'on puisse choisir d'autres moments, ceux-ci sont les plus favorables. Notez qu'il n'est pas bon de prendre un bain ou de se doucher aux environs de minuit (quarante-cinq minutes avant et après). À ce moment-là, le soleil est directement de l'autre côté de la terre. Cela veut dire que l'être humain, dépendant du soleil pour son énergie vitale, est plus vulnérable physiquement à ce moment-là qu'à aucun autre du jour. C'est pourquoi prendre un bain ou une douche à ce moment-là n'est pas conseillé.

Pour le bain, la douche et le demi-bain, Il est préférable d'utiliser de l'eau fraîche, qui détend et rend mentalement alerte. C'est particulièrement favorable aux pratiques spirituelles, l'effet de détente calme les nerfs et ralentit le métabolisme, comme nous venons de le voir. Il faut cependant noter que dans les climats froids, pour les femmes en période de menstruation et pour ceux qui sont très sensibles du froid ou qui souffrent de quelque maladie, il est mieux d'utiliser de l'eau simplement légèrement plus froide que la température du corps.

Il n'est pas souhaitable, sauf si prescrit (lors de maladies particulières), de prendre un bain plus chaud que la température du corps, cela engendrerait un déséquilibre du système glandulaire et une impression de faiblesse après le bain. Il n'est pas bon non plus de se laver debout, l'exposition à l'eau fraîche, notamment quand la température ambiante est très élevée, peut causer un malaise vagal dû au choc thermique que l'organisme ne peut gérer en position debout. Mieux vaut s'asseoir ou s'accroupir et éviter ainsi une perturbation physiologique potentiellement durable. Cela peut aussi créer une tension dans les organes génitaux, cause chez les hommes d'hydrocèle et chez les femmes de crampes menstruelles.

Commencer un bain ou une douche en recevant de l'eau froide directement sur la poitrine peut causer un grand choc physique, infligeant beaucoup de tension au cœur. Les docteurs disent aux malades du cœur ou à ceux en général qui ont le cœur faible de ne pas le faire. Pour toutes ces raisons, il faut suivre la méthode suivante :

La méthode pour se baigner ou se doucher

Avant de s'asperger d'eau ou de s'immerger complètement, pour se doucher ou se baigner, se positionner assis, accroupi ou agenouillé, et se verser de l'eau au niveau du nombril, puis sur le bas du dos, toujours au niveau du nombril, et finir en versant de l'eau sur la nuque, de sorte que l'eau descende le long de la colonne vertébrale. Cela rafraîchit les centres régulant la chaleur du corps, situés le long de la colonne, préparant le métabolisme à un bain complet. Il est fortement recommandé de suivre la même méthode avant de nager dans un lac ou dans toute étendue d'eau.

Le *mudrá* et *mantra* du bain

Il est avéré être particulièrement bon pour la santé de rester debout devant une source de lumière naturelle environ une minute avant de se sécher, quand il y a encore des gouttes d'eau sur la peau. Cela protège la peau de certaines maladies et favorise l'augmentation du taux de vitamine D dans le corps. La lumière se réfractant et se décomposant à travers les gouttes d'eau, la peau absorbe alors certains rayons, particulièrement ceux situés aux bornes du spectre lumineux[1].

À la sortie du bain ou de la douche, rafraîchi et purifié, faisant face[1] à une source de lumière, il est bon de se souvenir et d'exprimer son respect à tous les pères et mères de notre société et aux personnes de science et de savoir qui l'ont construite[2] et aussi de consacrer sa journée et ses actes à Dieu. On fait cela en récitant un poème sanscrit, un *mantra,* accompagné de son *mudrá* (gestes symboliques notamment des mains). Ces gestes renforcent mentalement l'idée exprimée par les mots du poème, et empêchent que la récitation ne soit mécanique.

« Notre *mantra* du bain est en rapport étroit avec la pratique de la douce connaissance *(madhuvidyá)* [p. 37], c'est-à-dire au fait d'attribuer l'état divin *(Brahma)* aux tâches temporelles. »

Nectar de l'Enseignement spirituel t. 30

---

[1] La photosynthèse par la peau de la vitamine D par exemple est liée aux rayons UVB de longueur d'onde d'environ 300 nanomètres (de 290 à 315). (ndt) Même si cela peut paraître évident, nous préférons préciser ici qu'il ne s'agit pas de fixer le soleil (la nature nous empêche d'ailleurs de le faire plus d'une toute petite fraction de seconde, et elle fait bien) sous peine de risquer la cécité, les brûlures de la rétine étant indolores et irréparables, même et spécialement au lever ou au coucher du soleil. (nde)

[2] On appelle cela *pitr yajiṇa* [l'hommage aux « pères »].

Voici le *mantra* :

Pitr-puruśebhyo namah,
Rśi-devebhyo namah,
Brahmárpańam, Brahma havir,
Brahmágnao, Brahmańá hutam,
Brahmaeva tena gantavyam,
Brahma-karma-samádhiná.

« Durant la longue période de l'humanité, de très nombreux grands hommes et femmes *(rśi)* (sages) ont inventé tellement de choses. *Je salue les ancêtres (pitr) de l'humanité et ces sages (rśi)* dont l'ensemble des inventions a créé la civilisation moderne.

Je fais une offrande à Dieu (Brahma) : je lui offre ma considération, mon respect, ma cordialité, mon amour. Tout ce processus d'offrande et tous les acteurs de ce processus ne sont autres que Dieu lui-même : *l'offrande, celui à qui elle est offerte, celui qui offre, sont également Dieu*, je leur attribue aussi la nature divine.

Le but, la destination de l'oblateur, qui est celui qui offre, *est Dieu.* C'est pour faire l'œuvre de Dieu que l'oblateur est en ce monde, et *lorsqu'il aura accompli la tâche que Dieu lui a confiée*, il s'unira à lui, *il deviendra lui-même divin.* »

(Nectar de l'Enseignement spirituel t. 30)

nous dit Bábá sur le sens et la raison d'être du *mantra.*

Sur la double page suivante, le *mudrá* et le *mantra* détaillés, expliqués et traduit.

Vous trouverez la prononciation du mantra sur :
http://anandamarga.free.fr/Mantra ou
editions-ananda-marga.fr/yoga/Mantra

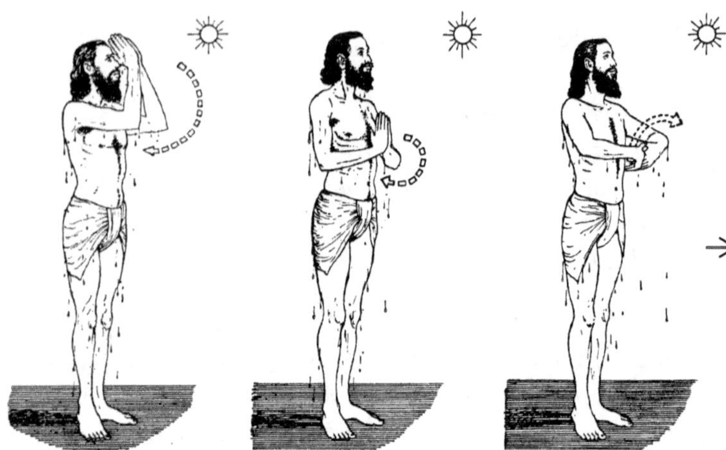

1-2. ***Pitr-puruśebhyo namah***[a]***,***
Salutation, ô pères et mères de l'humanité,

3. ***Brahmárpańam,***
Dieu est cette oblation

1-2 bis. ***Rśi-devebhyo namah***[a]***.***
Salutation, ô sages et inventeurs.

1-2) Les mains jointes, touchez le point entre les sourcils avec le bout des pouces, et décrivez un demi-cercle en venant toucher le cœur.

3) Mains toujours jointes, tournez vos mains vers le bas et ouvrez vos paumes vers le sol ; puis, dans un mouvement continu, tournez le bout des mains vers le sol puis vers vous dans un mouvement circulaire qui se continue en s'achevant par la position **4.**

7) Levez les bras, droits au-dessus de la tête avec les paumes face à l'avant comme si vous essayiez d'atteindre le ciel.

7. ***Brahmaeva tena gantavyam,***
Dieu, en vérité, est le but à atteindre

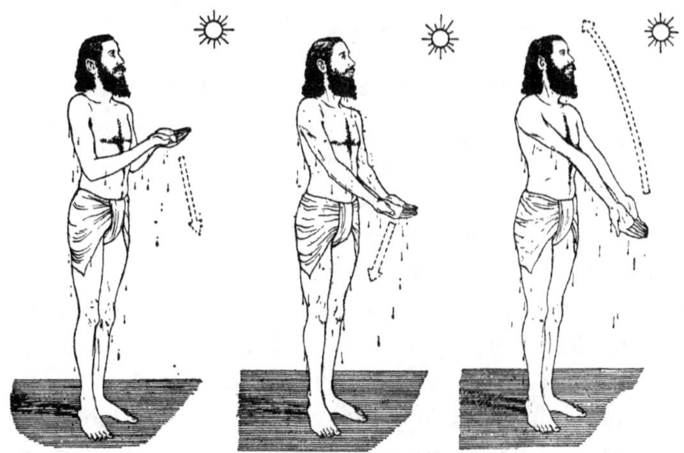

4. Brahma havir, *Il est l'offrande,* ***5. Brahmágnao*** *celui qui la reçoit* ***6. Brahmańá hutam*** *et celui qui fait l'offrande.*

4) Les mains devant vous dans une position d'offrande avec les mains se touchant et les paumes vers le haut.

5) Étendez les mains en avant comme si vous offriez quelque chose.

6) Laissez vos bras descendre jusqu'en bas, puis… voir **7)**

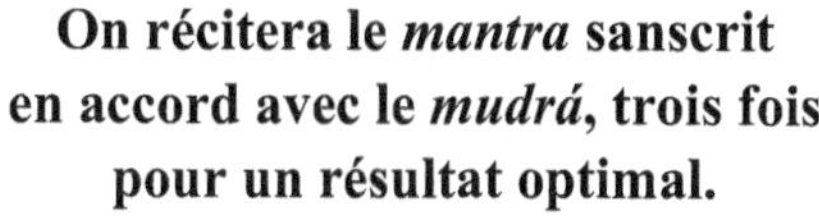

On récitera le *mantra* sanscrit en accord avec le *mudrá*, trois fois pour un résultat optimal.

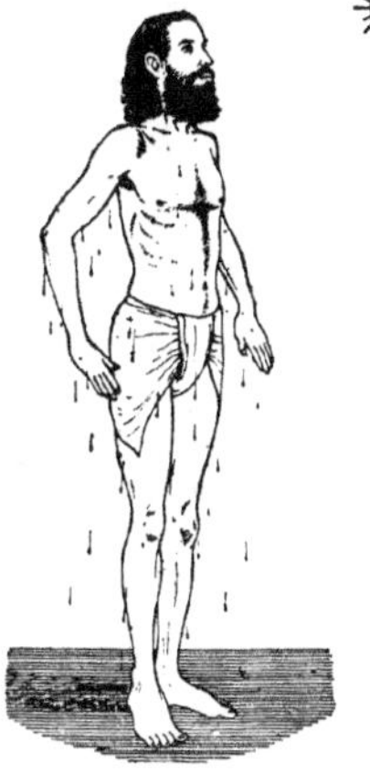

8) Redescendez les bras sur les côtés en un mouvement continu.

8. *Brahma-karma-samádhiná.*
par l'accomplissement de son œuvre.

7. L'alimentation pure

Selon la science spirituelle, l'être humain est formé d'un certain nombre d'enveloppes physique et psychiques [de l'âme], et dont la plus extérieure est le corps physique appelé *annamaya kośa*, autrement dit « l'enveloppe produite par la nourriture ». Ainsi, dans un certain sens, on est ce qu'on mange. De plus, de même que la douleur d'une blessure physique se ressent au niveau psychique, une nourriture inappropriée nous affecte psychiquement. Notre nourriture doit donc être digestible, nourrissante et favorable au développement mental et spirituel.

La nourriture est, comme notre corps, de nature biochimique. Elle affecte donc l'équilibre biochimique de notre système glandulaire. Nos sécrétions glandulaires stimulent notre système nerveux et notre cerveau, et sont responsables par cela de nos tendances, sentiments et instincts naturels *(vrtti)*. Une nourriture qui ne surexcite pas nos glandes est donc plus que souhaitable, car cela nous permet de rester calme et maître de nous-même. Lorsque nos instincts et tendances mentales ne sont plus sous notre contrôle, l'on se retrouve agité et dans la confusion.

Le système yoguique divise la nourriture en trois catégories principales :

1) La nourriture consciente ou **pure** *(sáttvika)* est celle **bonne pour le corps et l'esprit**. Elle comprend les céréales, les fruits, les fruits secs oléagineux et les graines comestibles, les épices douces, le sel, le sucre, le miel (dilué), les tisanes non toxiques, la plupart des légumes et légumineuses (haricots), le lait et les produits laitiers [sauf les fromages forts], et les médicaments homéopathiques. Cette nourriture pure *(sáttvika)* est requise pour tous ceux qui pratiquent les postures du yoga *(ásana)* [sauf pour les trois postures « de base »].

2) La nourriture mutatrice ou **activante** *(rájasika)* est **bonne soit pour le corps, soit pour l'esprit**, mais n'est bénéfique qu'à l'un des deux à la fois. Elle comprend toutes les nourritures qui ne sont ni pures *(sáttvika)* ni statiques *(támasika)*, comme les épices fortes prises avec modération, les radis, le café et le thé (moins de trois tasses par jour), les boissons gazeuses, l'eau gazeuse, le chocolat et les médicaments allopathiques prescrits par un médecin. Là où la température est inférieure à zéro degré Celsius, la nourriture mutatrice *(rájasika)* devient consciente/ pure *(sáttvika)*, et la nourriture statique *(támasika)* devient mutatrice.

3) La nourriture **statique**, inertiante *(támasika)* est celle qui est **mauvaise pour le corps et/ou mauvaise pour l'esprit**. Elle inclut toute viande et tous produits à base de viande (y compris la gélatine [animale]), le poisson, les œufs, les champignons, toutes espèces d'oignons, l'ail, les épices fortes en grande quantité, les fromages forts, le tabac, l'alcool et les boissons alcoolisées, tout ce qui est pourri ou gâté, le thé et le café à partir de quatre tasses par jour, les feuilles de moutarde, la levure de bière, les drogues hallucinogènes et autres ainsi que les médicaments allopathiques non prescrits par un docteur. Naturellement, si l'on prend trop de nourriture, même bonne *(sáttvika)* ou activante *(rájasika)*, l'effet peut être statique *(támasika)*. (Note : Le pain de mie est souvent préparé avec du saindoux (de la graisse animale) pour le rendre moelleux.)

Il existe de nombreux systèmes diététiques, et tous ont de séduisantes théories à l'appui de leurs dires. Ce qui différencie le *tantra* de ces théories, c'est que, dans le *tantra*, la pratique est venue en premier, la théorie ensuite. Il y eut tout d'abord la pratique de la méditation et des postures *(ásana)*, puis les yoguis expérimentèrent les aliments et déterminèrent quels aliments étaient favorables aux pratiques spirituelles et lesquels ne l'étaient pas. Ceux qui commencent les pratiques spirituelles tout en continuant à prendre une nourriture statique *(támasika)* abandonnent généralement par la suite spontanément leurs anciennes habitudes, les pratiques spirituelles rendant plus sensibles aux effets des aliments qu'on absorbe. Toutefois, si l'on essaie de ne prendre que des aliments purs *(sáttvika)* dès le début des pratiques spirituelles, ce sera bénéfique.

Du point de vue physique, il est de plus en plus largement accepté que la viande est mauvaise pour la santé. Si nous examinons l'état biochimique du corps humain, nous nous apercevons qu'il est déjà de nature acide, à cause des sécrétions hormonales des différentes glandes. Des aliments acides comme la viande et le poisson ne peuvent que l'acidifier encore plus et perturber l'équilibre chimique de notre corps. L'exemple d'acide le plus notable dans le corps humain est l'acide urique, un sous-produit naturel de la digestion de tous les aliments, que le système digestif doit éliminer, notamment dans l'urine. Le corps animal contient toujours, comme le corps humain, une certaine quantité d'acide urique. Quand un être humain consomme de la chair animale plutôt que des végétaux (contrairement à ce que font ces mêmes animaux), il absorbe une grande quantité d'acide urique. Cet acide s'accumule progressivement car le corps humain est incapable d'éliminer une quantité si importante et si concentrée d'acide. Il se rassemble en particulier aux points de courbures et de transition du système circulatoire. L'effet le plus évident est une raideur des articulations, qui peut progressivement devenir la cause de maux de plus en plus graves tels que rhumatismes, arthrite, dyspepsie, constipation, paralysie, ulcères, calculs dans la vessie, maladies des reins, du cœur, hypertension sanguine, asthme et troubles de la menstruation. Cette même cristallisation et concentration d'acide affecte également directement le système nerveux et donc le cerveau et l'esprit, engendrant de la nervosité, des troubles émotionnels, un état agressif incontrôlable, de l'anxiété et une impossibilité de se concentrer.

Voilà pourquoi il est préférable de consommer surtout des aliments de base comme les légumes, les fruits et le lait. Un régime bien équilibré comprendra au moins trente pour cent d'aliments de base.

La nourriture pure *(sáttvika)* tend à être bien plus facilement digestible que la nourriture statique *(támasika)*. Le système intestinal de l'être humain est d'une longueur assez considérable. Il correspond au système intestinal des animaux non carnivores, contrairement aux intestins des carnivores qui sont beaucoup plus courts. La viande et le poisson se décomposant très rapidement, les intestins courts sont favorables à l'élimination rapide des poisons de la chair en décomposition. Ce n'est pas le cas chez les êtres humains dont le long intestin correspond au temps plus grand qu'il faut aux fruits et aux légumes pour se décomposer. Il faut également remarquer que la manière dont on tue les animaux leur cause une grande frayeur, de ce fait leur système glandulaire est extrêmement actif au moment de leur abattage. C'est pourquoi leurs corps contiennent de grandes quantités d'adrénaline. Ces sécrétions glandulaires sont très acides et néfastes au corps et au psychisme humains. Quant aux protéines, on ne retrouve dans la viande (vaches, moutons) qu'au plus 10 % de celles qui ont été absorbées par ces animaux sous forme de grains, etc. (35 % chez les poulets). Or on utilise pour nourrir les animaux environ 75 % de tous les grains produits (source Inra 2015). Il s'agit là d'un immense gaspillage de terres, d'énergie et d'eau. Les centaines de millions de tonnes de protéines végétales gaspillées combleraient largement le déficit en protéines du monde entier. Une quantité de protéines plus que suffisante pour le corps humain est facilement disponible dans les aliments purs *(sáttvika)* comme les légumes, les céréales et les légumineuses (haricots, petits pois, soja, etc.), le lait, les produits laitiers et les fruits secs oléagineux. Quant aux vitamines et sels minéraux, les légumes et les fruits en sont la meilleure source naturelle. Les graines germées (lentilles vertes, pois chiches, luzerne, etc.) sont particulièrement riches en minéraux et vitamines variées. Quant à la vitamine B12, elle est fournie par le lait, le camembert, par exemple, [mais pas toujours en quantité suffisante], parfois par les graines germées, mais là cela dépend de la contamination bactérienne et est donc aléatoire[1].

Les animaux étant des formes de conscience assez développées, nous devrions essayer de prendre notre nourriture parmi les formes de vie les moins développées. Bábá a écrit :

> *Dans la mesure du possible, on doit choisir ses aliments parmi les êtres chez lesquels le développement de la conscience est relativement faible, c'est-à-dire que si les légumes et les fruits sont disponibles, ne pas abattre d'animal.*
>
> *Deuxièmement, en toutes circonstances, avant de tuer des animaux ayant une conscience plus ou moins développée, il faut se demander s'il est possible d'avoir un corps sain sans supprimer ces vies.*
>
> *Un Guide de conduite humaine*

Comme le dit une association végétarienne : « Si vous aimez les animaux, pourquoi les manger ? »

Les œufs sont également mauvais, pour la même raison que la viande. La nature biochimique des œufs est très similaire à celle de la viande. Ces aliments fatiguent beaucoup le corps et causent des difficultés à celui qui essaie de méditer. Les œufs contiennent aussi beaucoup de cholestérol qui encrasse les artères causant l'athérosclérose et les crises cardiaques.

Le puissant effet que produit la nourriture statique *(támasika)* sur le système glandulaire trouble beaucoup l'esprit et tend à

---

[1] Ceux qui s'astreindraient à une alimentation exclusivement végétale, doivent cependant savoir qu'« Un apport supplémentaire de B12 est indispensable pour toute femme végétalienne enceinte ou allaitante. Le végétalisme [véganisme] sans supplémentation lors de ces périodes peut être dangereux pour l'enfant. » nous dit l'association végétarienne de France (2016) (vegetarisme.fr). La vitamine B12 ne vient pas des animaux et est donc acceptable par les végétariens et les végétaliens à qui il est fortement recommandé de se supplémenter. En effet, les carences n'apparaissent qu'après plusieurs années (3 ou 5 ans, une fois le stock du foie épuisé) et peuvent conduire à des troubles nerveux irréversibles. (nde)

activer certains instincts tels la peur, la colère, la haine, le désir sexuel, etc. à un point où l'on ne se maîtrise plus.

Une autre cause majeure d'excitation du système glandulaire et des difficultés mentales et physiques qui l'accompagnent est la consommation d'oignons et d'ail, qui produisent beaucoup de chaleur dans le corps, surtout dans les parties inférieures. Les oignons et l'ail sont très acides, plus encore que la viande. Quiconque mange de l'ail ou des oignons peut faire constater que son corps dégage une odeur très désagréable (si on ose lui dire), car l'organisme ne peut assimiler et doit rejeter ces éléments. Certains spécialistes de la diététique ont affirmé que les oignons et l'ail sont bienfaisants pour le corps, ce serait le cas parce que le corps les rejetant rapidement, il s'ensuit une purification. Mais les dérangements mentaux causés par l'excitation (notamment due à l'ail) du système nerveux sont intenses et causeront des difficultés à la méditation.

Quant aux champignons, « l'être humain n'est pas fait pour les digérer, nous n'avons pas les enzymes nécessaires, nous disent les mycologues, [...] on ne doit d'ailleurs pas les considérer comme des aliments ». Ils absorbent l'énergie du corps plutôt qu'ils ne lui en donnent.

Les drogues, l'alcool et le tabac ne sont pas seulement mauvais pour le corps, mais aussi pour l'esprit. Toute substance affectant l'état mental conduit à un affaiblissement de la volonté et des capacités intellectuelles, et cela peut aller jusqu'à rendre la maîtrise de soi impossible.

Les lentilles à chair rouge sont généralement mutatrices *(rájasika)* si on les consomme juste après leur préparation. Mais après quelques heures, elles deviennent statiques *(támasika)* car elles fermentent très rapidement.

Il faut aussi se méfier des conserves et aliments préparés, car de nombreux additifs et conservateurs sont mutateurs *(rájasika)* et deviennent statiques *(támasika)* en grande quantité.

De nombreuses personnes attachent beaucoup d'importance à la qualité physique de leur nourriture. Toutefois, aussi importantes, sinon plus, sont les vibrations psychiques et spirituelles que la nourriture absorbe pendant sa préparation. La nourriture la meilleure pour l'esprit est celle préparée par une personne de nature spirituelle. En préparant la nourriture et pendant les repas, il faut toujours garder un état d'esprit très spirituel. Essayez le plus possible de manger en commun et d'entretenir une atmosphère paisible et agréable en mangeant. Si la nourriture est préparée par une personne émotionnellement troublée, en colère, qui a de mauvaises pensées envers quelqu'un ou quelque chose, ou qui a généralement mauvais caractère, qui provoque exprès des disputes entre les gens ou qui vit en exploitant autrui, on retrouve ces vibrations dans la nourriture préparée.

8. Le jeûne *(upavása)* régulier

Il est recommandé à tous ceux qui pratiquent la méditation de jeûner au moins deux fois par mois, une journée chaque fois. Les longs jeûnes ne sont habituellement pas recommandés, car ils infligent au corps une fatigue inhabituelle et l'on perd en général la plus grande partie des bienfaits quelques jours après le retour à un régime « normal ». La meilleure méthode de purification physique et mentale est un système de jeûne régulier, de la bonne nourriture et des pratiques spirituelles, sans recourir aux extrêmes.

Le jeûne est d'un point de vue général très bénéfique. Il permet aux intestins, à l'estomac et aux autres organes internes un repos très nécessaire. Il donne également de l'assurance, car il faut une certaine dose de maîtrise de soi pour effectuer régulièrement un jeûne d'un jour. Le jeûne est souvent le meilleur remède à presque toutes les difficultés physiques. La grande majorité des maladies a sa source dans des anomalies du système digestif que le jeûne permet en grande partie de corriger.

Les yoguis calculent les jours les plus favorables au jeûne d'après les phases de la lune. Tout comme les mouvements de la lune affectent les marées des océans, de même l'attraction de la lune affecte également notre corps, composé de soixante pour cent d'eau. L'attraction lunaire est la plus grande les jours de pleine lune et de nouvelle lune, et ces jours-là, ainsi que durant la période immédiatement précédente, les éléments liquides et gazeux de notre corps sont attirés vers le haut. Il peut s'ensuivre certains effets néfastes sur le corps et l'esprit. On observe au moment de la pleine lune une plus grande difficulté à dormir, plus d'accidents de voiture et une notable augmentation de certaines admissions dans les hôpitaux psychiatriques. Quelles qu'en soient les causes, le jeûne permet d'agir favorablement sur ces inconvénients. On recommande donc, pour contrôler ces phénomènes, le jeûne total sans eau les onzièmes *(ekádashii)* jours lunaires après la pleine lune *(púrńimá)* et la nouvelle lune *(amávásyá)*.

Notons cependant que les personnes souffrant de calculs et celles qui souffrent de tuberculose ne doivent, elles, sous aucun prétexte jeûner sans eau[1] nous dit *Shrii Shrii* Ánandamúrti, dans *Se Soigner par le yoga, l'hygiène de vie et les remèdes naturels*.

Le jeûne de trente-six heures (du coucher au lever du surlendemain) permet d'enclencher un phénomène de nettoyage de l'organisme. Les particules superflues s'éliminent, les fluides (la lymphe notamment) et les masses se purifient, l'organisme se « détoxifie » ce qui prévient les troubles à venir. Le jeûne maintient donc une bonne santé physique et mentale. De plus, il renforce la volonté et permet de s'ouvrir à la compassion pour ceux qui manquent du nécessaire indispensable.

> « Quand vous jeûnez pour votre purification mentale, offrez votre nourriture à un passant dans le besoin et utilisez votre eau pour arroser les plantes. » *(Manuel pratique de l'Ánanda Márga)*

La nourriture que nous mangeons se transforme en différentes substances tels le sang, la graisse, la chair, les os, la moelle, la lymphe et autres fluides subtils. Les fluides les plus subtils sont les fluides reproducteurs et cérébraux. Tous les deux ont une source commune : la lymphe *(shukra)*.

« Le *shukra* est la nourriture du cerveau. C'est à partir de lui que sont produites les particules ectoplasmiques du psychisme individuel. »

Or l'attraction de la lune sur la lymphe stimule les penchants inférieurs[2], le jeûne sec contrecarre cet effet. Le jeûne sec aurait

---

[1] L'appendice du même ouvrage rajoute : « Seules les personnes en très bonne santé et dotée d'une bonne énergie devraient jeûner sans eau. Les personnes souffrant de calculs biliaires ou urinaires ou de tuberculose ne doivent jamais jeûner sans eau. Les personnes malades ou en médiocre santé devraient jeûner en buvant abondamment de l'eau citronnée. Les personnes très faibles peuvent prendre une petite quantité de fruits et de lait. » (ndt)

[2] La lymphe se transforme alors en fluide sexuel ou en liqueur séminale, puis est expulsée du corps. Il s'ensuit un manque de lymphe *(shukra)* pour

de plus une action anti-inflammatoire et serait plus purifiant que le jeûne hydrique. Or les douzièmes jours après la pleine et la nouvelle lune, un changement chimique se produit dans le corps, faisant alimenter le fonctionnement cérébral de ce fluide subtil *(shukra)* [alors purifié], ce qui se révèle très favorable à la méditation et autres activités qui requièrent de la concentration.

Il est donc très important de jeûner exactement le onzième *(ekádashii)* jour lunaire (calculé selon le calendrier lunaire). Un calendrier habituel (solaire) qui donne les jours de nouvelle et de pleine lune en fonction du temps solaire peut induire en erreur (le mois lunaire de 30 jours comprend environ 28 jours solaires). On peut contacter un centre de l'Ánanda Márga pour obtenir les dates exactes ou consulter la ou les pages internet : voir note[1].

Le jeûne n'est pas nécessaire pour les enfants avant l'adolescence ni pour les malades. Si l'on éprouve une faiblesse ou autre difficulté à jeûner inhabituelle et/ou anormale, on peut ne prendre que des liquides ou des fruits. Si l'on ne peut pas jeûner la journée entière, on peut faire un demi-jeûne (rien après 15 heures) à la fois les jours de pleine lune, de nouvelle lune et les onzièmes jours après celles-ci. Nous recommandons à ceux qui n'ont jamais jeûné d'effectuer les deux premiers jeûnes en buvant du jus de fruit ou de légumes et de l'eau, pour purifier et habituer le corps en douceur.

---

le cerveau. Le jeûne sec des onzièmes jours empêche la formation excédentaire de lymphe et donc le gaspillage de ressources corporelles subtiles nécessaires à l'élargissement de l'esprit.

[1] http://www.skillcase.com/fasting/ (Pensez à régler le fuseau horaire [« Berlin, Rome… » pour la France] et l'année, puis lancez le calcul [bouton « *update* »]) ou https://sarkarverse.org/wiki/Fasting#Fasting_dates (fichier Excel, régler le décalage avec GMT à « 1 » pour la France), apparemment s'appuyant sur les dates indiennes ; attention sur les deux, les dates sont données à la mode américaine, c'est-à-dire avec le mois en premier (5/18 pour le 18 mai par exemple).

Les célibataires obtiendront un bienfait supplémentaire à jeûner, en plus, les jours de pleine et de nouvelle lune *(púrńimá* et *amávásyá)*[1]. Notez que le jeûne de pleine ou de nouvelle lune doit être au moins soixante-douze heures (trois jours pleins) après la fin du jeûne du onzième jour. Si le jour de pleine ou de nouvelle lune est à moins de soixante-douze heures du jeûne précédent, il faut repousser ce jour de jeûne d'un jour. Cela permet d'éviter une fatigue inutile.

Un jour de jeûne commence en théorie au lever du soleil et s'achève au lever de soleil suivant. La pratique habituelle est cependant de ne rien consommer à partir de la nuit précédente jusqu'au matin suivant le jour de jeûne (soit environ 36 heures de jeûne). On retirera ainsi le maximum de bienfaits du jeûne.

La façon de rompre le jeûne aussi est importante :

Le lendemain matin du jeûne, quelque temps avant de petit déjeuner, il est bon de boire un verre d'eau légèrement citronnée. Y ajouter un peu de sel permet de couper l'acidité du citron. L'eau citronnée rince en douceur l'estomac des restes des sucs gastriques qui continuent à être sécrétés pendant le jeûne, par habitude. Au petit-déjeuner, il est bon de commencer par des morceaux de banane bien mûre, très douce pour l'estomac et les intestins. Le yaourt, également, est bénéfique pour la flore intestinale et aussi plus digestible que le lait. Ce qui est facile à digérer est ce qu'il y a de mieux le lendemain du jeûne, où l'on recommande de prendre un peu moins de nourriture que d'habitude, notamment au petit-déjeuner. Si l'on suit ces suggestions, on aura une sensation agréable de légèreté le lendemain du jeûne, qui sera très bénéfique jusqu'au moment du prochain jeûne. Certains ont

---

[1] Pour les moines et moniales et les *LFT* (voir note 3 p. 38) de l'Ánanda Márga, ce jeûne est obligatoire. On peut cependant si on le désire, pour éviter les pensées sexuelles superflues engendrées par des causes physiologiques et aussi contrôler la fonction naturelle du corps qui est d'expulser les fluides séminaux quatre fois par mois, jeûner quatre fois par mois.

peur de manquer d'énergie à ne rien manger pendant un jour entier. Cependant cela prend généralement environ un jour pour digérer la nourriture et en recevoir l'énergie. Une fois habitué au jeûne, on ressentira en fait plus d'énergie les jours de jeûne, due au repos du système digestif.

On appelle le jeûne sous-tendu par des motifs spirituels *upavása* en sanscrit, littéralement : « auprès de [Dieu] », signifiant par là qu'il s'agit de garder l'esprit dans un état spirituel.

Durant le jeûne, il est préférable de consacrer du temps aux activités artistiques et intellectuelles qui élèvent l'esprit, et aux activités spirituelles, et d'éviter dans la mesure du possible les travaux physiques trop pénibles.

La pratique des huit points détaillés ci-dessus *(l'usage de l'eau, l'hygiène masculine, les poils, les sous-vêtements, le demi-bain, le bain, l'alimentation, le jeûne)* prépare le corps au développement spirituel et favorise la maîtrise des « ennemis » et « entraves » mentales négatives *(ripu* et *pásha)* (p. 92).

9. La pratique spirituelle (la *sádhaná*)

La vie humaine vise à des recherches plus élevées que la vie animale qui est une vie de jouissance physique ; elle vise à quelque chose de subtil, de grand, de plus haut. [...] La vie humaine, l'humanité, est un mouvement idéologique, sans quoi l'être humain ne serait qu'un animal. Quelle est alors la tâche humaine ? Se consacrer à la pratique spirituelle.[1]

Le mot *sádhaná* désigne l'effort d'atteindre au but spirituel. Or « toute pratique spirituelle s'appuie sur la moralité », la *sádhaná* de l'Ánanda Márga s'appuie donc sur les principes suivants constituant l'éthique yoguique (détaillés p. 56) :

Yama	*Niyama*
Ne pas blesser, ni nuire *(ahiḿsá)*	**La pureté et la propreté** *(shaoca)*
La vérité bienveillante *(satya)*	**Le contentement** *(santośa)*
Ne pas voler *(asteya)*	**Se sacrifier** *(tapah)*
Voir Dieu en tout *(brahmacarya)*	**L'étude spirituelle** *(svádhyáya)*
Vivre simplement *(aparigraha)*	**La méditation***(Iishvaraprańidhána)*

Le recueillement yoguique et l'offrande des couleurs

« La méthode yoguique du *pratyáhára* consiste à s'abstraire du monde extérieur et à se tourner vers Dieu. »

« Dans la pratique spirituelle *(sádhaná)* de l'Ánanda Márga, le recueillement yoguique *(pratyáhára yoga)* et l'« offrande des couleurs » *(varńárghyadána)* [le *guru pújá*] signifient retirer sa pensée de son mouvement vers les objets matériels et l'absorber dans la couleur divine. Tout le monde a une attirance particulière pour une chose ou une autre, et dès que cet attrait opère, on est mentalement coloré par l'objet en question. Le recueillement yoguique consiste en fait à retirer sa pensée de la « couleur » de cet objet et à offrir à Dieu la captivante couleur de l'objet qui nous a séduit, teignant par ce processus notre pensée de la couleur divine. »

(La Spiritualité de la Kat́ha Oupanishad)

---

[1] *Nectar de l'Enseignement spirituel t. 30*

« L'offrande des couleurs » [le *« guru pújá »*]) qui consiste à offrir ses couleurs mentales à Dieu en tant que guide spirituel *(guru)* en est [du *pratyáhára*] la méthode la plus simple. »

(Manuel pratique de l'Ananda Marga)

La première leçon de méditation du cursus *sahaja* de l'Ánanda Márga commence par une technique avancée de *pratyáhára.*

La douce connaissance *(madhuvidyá)*

Mais comment entamer une vie s'appuyant sur l'Infini dans cet univers manifesté où sont de multiples objets finis ?

En adoptant la pratique de la douce connaissance (madhuvidyá) : c'est-à-dire en considérant le fini et ce qui nous est cher non pas comme finis et superficiels, mais comme les expressions finies de l'Infini, de l'Éternel. L'attirance pour nos objets chers et l'amour pour l'Éternel ne feront alors plus qu'un.

(Sublime Spiritualité)

« Occupé par les devoirs de ce monde, on se détache naturellement de ses devoirs spirituels. Nous avons donc, pour contrer cet oubli du monde spirituel, la pratique de la douce connaissance *(madhuvidyá)*. Cette douce science consiste, chaque fois que nous avons quelque chose à faire dans ce monde, à attribuer à cette action, cette tâche terrestre la qualité divine *(Brahma)*, l'état du Seigneur. L'on ne perd ainsi pas son temps. Ayant ainsi conféré la nature spirituelle à notre action, notre pratique spirituelle continue. »

« Attribuer à tout la nature divine »
Nectar de l'Enseignement spirituel t. 30

« La question qui se pose en effet à l'aspirant spirituel est de savoir comment préserver son existence sans poursuivre les biens temporels. On dit de cette technique qu'elle est le nectar de la connaissance *(madhuvidyá)* [...] Cette « douce science » vous permet de poursuivre votre effort vers la libération *(mukti)* tout en menant une vie dans le monde. Pour cela, considérez tout ce avec quoi vous êtes en contact comme divin, comme universel. En nourrissant votre enfant, ayez à l'esprit que vous n'êtes pas en train de nourrir votre enfant, mais que vous vous occupez adéquatement de la manifestation divine qu'est votre enfant. Quand vous labourez votre champ, ayez à l'esprit que vous vous occupez adéquatement de la manifestation divine qu'est votre champ. Si vous suivez bien cette technique de la douce science *(madhuvidyá)*, vous pouvez vous préserver des chaînes engendrées par l'action tout en agissant. La douce connaissance vous imprégnera intérieurement et extérieurement de l'extase de la béatitude divine. Cette imprégnation allégera de façon permanente toutes vos afflictions. Vous ne pourrez plus vous faire absorber par la force de matérialisation *(avidyá)* aux dents longues. Chaque entité rayonnera pour vous de l'amour divin. »

Ánandamúrti, *Sublime Spiritualité*

Tous devraient pratiquer l'essence de la douce science *(madhuvidyá)*, telle qu'elle est décrite dans le discours de Bábá.

Les pratiquants ayant reçu la seconde leçon des pratiques spirituelles de l'Ánanda Márga utiliseront pour cela leur *guru mantra* avant chaque action.

- Le *guru mantra*

« Avant chaque action vous devriez penser à utiliser votre *guru mantra* [*mantra* « maître »]. La réussite vient, concernant l'action, avec la juste utilisation du *guru mantra*. Certains d'entre vous, je ne dis pas tous, oublient souvent d'utiliser leur *guru mantra* avant de commencer une activité. Si vous l'oubliez, répétez-le une fois l'action effectuée. Quand on ne fait plus cette erreur, c'est-à-dire qu'on pense toujours à utiliser son *guru mantra* avant de commencer la moindre activité, on est réputé avoir atteint la mémoire permanente : la *dhruva smrti*. »

« Gardez toujours à l'esprit que séparé du Père suprême on reste une personne ordinaire, et qu'on devient suprême en étant un avec lui. Nous parvenons à cette union *(yoga)* dans le champ de l'action à l'aide de notre *guru mantra.* »[1]

La méditation

Bábá nous dit dans le commandement suprême (point 13, p. 67) : « Tous les *ánanda márgii* doivent effectuer leurs pratiques *(sádhaná)* deux fois par jour. »

Il est ainsi très important que tous les *márgii* [ceux qui suivent l'enseignement de l'Ánanda Márga] pratiquent les différentes leçons de méditation[2] apprises de leur enseignant spirituel *(ácárya)* au moins deux fois par jour[3]. Bábá précise que l'on ne devrait ni se coucher ni manger sans avoir fait ses pratiques.

On maintiendra également une pensée spirituelle à l'aide de son *iśta mantra* [le *mantra* de la 1re leçon] que l'on récitera le plus souvent possible au cours de la journée. L'on s'efforcera aussi de penser à son *iśta* comme dans le *dhyána*[4] dès que l'on peut.

Le *guru-sakásha*

Il s'agit là d'une façon particulière de se remémorer le maître ou de s'abandonner à lui que l'on fait au réveil, avant toute autre pensée. « Tôt le matin, pensez à votre maître, avec ses deux yeux et ses deux mains, faisant, assis au point culminant [le *guru*

---

[1] *Nectar de l'Enseignement spirituel, vol. 7 et 14*

[2] L'enseignement de la méditation de l'Ánanda Márga comprend à la base six leçons à la fois graduées et complémentaires dont la mise en pratique correcte et régulière assure le progrès du pratiquant. (ndt)

[3] Les travailleurs permanents (*WT*, pour *whole timer*) et les travailleurs locaux à plein temps (*LFT*, pour *local full timer*) de l'Ánanda Márga feront ces pratiques quatre fois par jour.

[4] La 6e leçon du cursus *sahaja* de l'enseignement de l'Ánanda Márga.

cakra], sur une fleur de lotus blanche, le geste distribuant grâce et courage[1]... » dit le verset sanscrit cité par Bábá[2].

Le *páiṋca-janya*, la pratique de l'aube

Paiṋca signifie cinq (cinq heures) ; il s'agit d'une courte méditation (dix minutes) qui rassemble les pratiquants, au *jágrti* [(le « lieu de l'éveil », le centre de méditation)] si possible, une heure avant le lever du soleil[3]. On la précède d'un ou deux chants spirituels (des *Prabhát Saḿgiit*) et d'un quart d'heure de *kiirtan* (p. 78). On fait suivre le temps de méditation du chant d'abandon à la guidance divine *(guru pújá)* (p. 95).[4]

Le pratiquant reçoit les différentes « leçons » de méditation du cours qui lui correspond de son enseignant spirituel attitré. Il lui est de plus conseillé de réviser régulièrement ces leçons, notamment la première, auprès de tout enseignant spirituel formé et agréé par l'Ánanda Márga, jusqu'à ce qu'il la maîtrise parfaitement.

Les postures *(ásana)*

Les postures de yoga ne sont pas que de simples exercices physiques, mais un système scientifique élaboré pour agir sur les aspects les plus subtils du corps en rapport avec l'esprit. Elles agissent notamment sur les glandes endocrines qui, comme nous

---

[1] Durant cette bénédiction, le maître spirituel ouvre les mains, la main droite jusqu'à l'épaule droite, exposant sa paume *(abhaya mudrá)* et pose le dos de sa main gauche sur sa cuisse gauche *(vara mudrá)*.

[2] « ...Quels que soient les mots avec lesquels vous vous adressez mentalement au maître au moment de votre méditation, votre contemplation du maître *(guru dhyána)*, vous devriez également les employer lors de cette méditation sur le maître. Vous devriez vous adresser un certain temps au *guru*. C'est cela *guru-sakásha*. » « Dans la Présence du Maître » *Aspects avancés de la psychologie du yoga.*

[3] Ce moment est dit « l'heure divine » *(brahma muhurta)*.

[4] Tout pratiquant ressentira les bienfaits physiques, mentaux et spirituels du lever et de la pratique de la méditation avant le lever du jour.

l'avons précédemment expliqué, affectent directement le fonctionnement mental. Les postures compressent et/ou étirent les glandes et régularisent par cet exercice leurs sécrétions. Dans les temps anciens, les yogis vivaient dans la nature et avaient l'occasion d'observer et d'imiter les animaux. Ils ont découvert certaines postures qui pouvaient profiter à l'être humain et les ont nommées en fonction de l'apparence physique des animaux qu'ils observaient. La posture du paon, par exemple, inspirée de la pose ordinaire du paon, a une action très importante sur le système digestif. D'autres postures comme le cobra ou la pose de l'oiseau, par exemple, reproduisent des mouvements de l'animal en question. Il y a aussi le lièvre, la tortue, le poisson, etc., toutes ont une action sur le corps et l'esprit. C'est ainsi que la pratique régulière des postures prescrites par un enseignant spirituel *(ácárya)* permet d'améliorer les systèmes corporels circulatoire, digestif, nerveux, etc., d'augmenter le tonus musculaire et épidermique, de régulariser les sécrétions glandulaires et hormonales, et de contribuer ainsi à l'équilibre mental et émotionnel, et au sang-froid. La pratique des postures de yoga procure, de plus, une exceptionnelle impression de détente.

Beaucoup de livres expliquent la pratique des postures, mais l'on doit se montrer extrêmement prudent avec eux. De même que lorsqu'on tombe malade on va se faire soigner par un médecin plutôt que d'essayer au hasard différents médicaments, il vaut mieux consulter un enseignant spirituel *(ácárya)* de l'Ánanda Márga, formé à la science complète des postures de yoga et pouvant prescrire le groupe de postures adapté à chaque personne. L'Ánanda Márga enseigne les quarante-deux principales postures (ainsi que des *mudrá*, *bandha* et *práńáyáma*) nécessaires à l'élévation spirituelle, qu'elle décrit précisément dans *Le Manuel pratique de l'Ánanda Márga tome 3.* Il existe toutefois plus de cinquante mille postures, chacune s'efforçant de guérir une maladie ou une autre.

Les postures du yoga sont un complément très utile à la méditation. Le parallélisme psycho-physique est à la base du phénomène de la vie : nos états mentaux et physiques doivent être en harmonie. La méditation engendre une transformation mentale qui rend l'esprit plus subtil. Si elle ne s'accompagne pas d'un changement physique correspondant, provenant d'une juste alimentation (point 7), d'un jeûne régulier (point 8) et de la pratique régulière des postures, la méditation peut en être gênée. Quant aux personnes étant dans l'impossibilité de faire des postures, on leur enseigne un système de méditation adapté.

On pratiquera une séance de postures matin et soir, à jeun (autrement dit avant le repas), précédée d'un « demi-bain » (détaillé p. 15) (facultatif si la séance de postures suit celle de méditation), et suivie d'un soigneux automassage à même la peau (insister sous les articulations) et d'un moment de relaxation (deux minutes au moins)[1].

La pureté *(shaoca)* générale

La pratique des principes de l'éthique spirituelle *(yama-niyama)* (détaillés p. 56) est pour cela essentielle. La pureté générale, l'un de ces principes, comprend la propreté du corps, de ses vêtements, de ses objets personnels et de son cadre de vie, et la pureté mentale, pour laquelle de justes relations sociales sont également importantes.

> « Que veut-on dire par pureté *(shaoca)* ? nous dit Bábá. Il s'agit de garder une pensée pure et un corps propre.

---

[1] On peut pratiquer les postures avant ou après la méditation. Au début, la détente procurée par les postures peut aider à s'asseoir en méditation, mais par la suite, la stimulation physique résultant de la pratique des postures n'étant pas favorable au calme profond de la méditation, on choisit généralement de les pratiquer après.

Pour les règles complètes concernant la pratique des postures, consulter *Le Manuel pratique de l'Ánanda Márga tome 3.*

Comment garder ses pensées pures ? Par deux moyens : l'un extérieur, l'autre intérieur.

Quel est le moyen extérieur ? [De bonnes actions !] On est généralement totalement absorbé par des pensées concernant son environnement immédiat. Si l'on s'efforce d'accomplir de bonnes actions dans son propre environnement, une fois au repos, de bonnes pensées nous occupent l'esprit, tout comme ceux qui s'appliquent à nuire à autrui pensent aux moyens de faire encore plus de mal ou de crimes pendant leurs loisirs. La première et meilleure méthode pour garder un esprit pur est ainsi de s'engager dans de bonnes actions, des actions vertueuses. *Kuru puńyam aho-rátram*, autrement dit : « Faites de bonnes actions jour et nuit. »

Et quel est le moyen intérieur ? C'est de regarder en direction de son but [spirituel], vers son Aimé *(abhiiśta)* [...]

C'est ainsi qu'il faut intérieurement diriger avec amour ses pensées vers Dieu et extérieurement rendre un service désintéressé. Par ces deux moyens, on force ses pensées à rester pures. »

ÁnandaVacanÁmrtam t. 4

- Rendre service de façon désintéressée
(sans rien attendre en retour) *(tapah)*

1. Servir la création *(bhúta yajiṋa)* en servant tous les êtres vivants (*bhúta* signifie ici créature). L'on devrait chaque jour nourrir ou s'occuper consciemment des plantes et des animaux. Cela permet d'augmenter la conscience des besoins des autres êtres vivants.

2. Servir l'être humain *(nr yajiṋa)*, l'humanité. Ce service humanitaire peut prendre quatre formes correspondant aux quatre qualités *(varńa)* présentes chez l'être humain. Il faut s'efforcer de rendre ces quatre types de service chaque jour.

- physiquement *(shúdrocita sevá)* : servir par le travail physique autrui, notamment les personnes malades ou sinistrées.
- matériellement *(vaeshyocita sevá)* : aider par des dons d'argent, de nourriture, de vêtements, etc. ceux qui sont dans le besoin.

· par sa protection *(kśatriyocita sevá)* : protéger les affligés et les malheureux avec sa force, son pouvoir et son courage, et forcer les délinquants à suivre le droit chemin.

· moralement *(viprocita sevá)* : aider autrui d'un point de vue moral et par sa connaissance, notamment spirituelle.

Que le service soit physique, matériel, de protection ou moral, sa valeur élevante est égale, cependant, le résultat d'un service intellectuel et moral *(viprocita sevá)* est permanent alors que les résultats des trois autres ne le sont pas. Gardons cependant à l'esprit que, quand le besoin d'un service physique, matériel et/ou de protection se fait sentir, il est indispensable de rendre ces services avant de pouvoir rendre service au niveau mental, et aussi, pour toutes ces actions, d'utiliser son discernement, pour en assurer la plus grande efficacité.

3. Servir les ancêtres *(pitr yajiņa)*

C'est se remémorer avec respect les ancêtres de l'humanité et les personnalités du passé qui ont modelé la vie humaine d'aujourd'hui. On effectue ce service lors du *mantra* du bain (p. 23).

4. Servir Dieu *(adhyátma yajiņa)*

Les trois autres types de services impliquent une activité extérieure, mais servir Dieu *(Adhyátma yajiņa)* est quelque chose de complètement intérieur. C'est s'en remettre à Dieu *(Brahma sádhaná)* avec sincérité et amour spirituel. *Bhaktir bhagavatah sevá :* « L'adoration, c'est servir le Seigneur ».

Pour les étudiants, le principal *tapah* est l'étude.

Pour plus d'informations sur le service *(tapah)*, lisez le chapitre 10 de *Sublime Spiritualité, la philosophie mystique du yoga* de Shrii Shrii Ánandamúrti.

- Pratiquer le *kiirtan* (voir p. 78)

« Le *kiirtan* purifie mentalement,
il permet ainsi de progresser spirituellement [...] »

- Avoir un comportement sociable et spirituel

• par **la pratique des Quinze Vertus** (les quinze *Shiila*) (détaillées p. 59), qui sont un bouclier contre la dégénérescence psychique :

1. **Pardonner/être indulgent.**
2. **Hauteur et largeur d'esprit.**
3. **Maîtriser sa conduite et son humeur.**
4. **Être prêt à tout sacrifier de sa vie personnelle pour l'idéal spirituel.**
5. **Retenue générale.**
6. **Comportement agréable et souriant.**
7. **Courage moral.**
8. **Donner l'exemple.**
9. **S'abstenir complètement de tous ragots et médisance.**
10. **Être strict sur les principes moraux spirituels.**
11. **Reconnaître ses erreurs et endurer une punition en vue de s'en défaire.**
12. **Ni haine, ni colère, ni suffisance.**
13. **Pas de bavardages.**
14. **Être discipliné.**
15. **Faire preuve de sens des responsabilités.**

• et par **la politesse et le respect d'autrui** (voir p. 63)

La politesse et les règles de bonne éducation permettent de maintenir de justes relations avec notre entourage et ainsi d'avoir une vie sociale harmonieuse. Elles traitent de la courtoisie normale et de la propreté, et nous permettent de vivre de façon plus harmonieuse et dans une plus grande considération d'autrui.

L'étude spirituelle *(svádhyáya)*

Il s'agit de lire chaque jour un passage des livres de *Shrii Shrii* Ánandamúrti, et particulièrement d'*Ánanda Sútram*, de *Sublime spiritualité, la philosophie mystique du yoga,* de *la Science sacrée des Védas* (tous les tomes sont conseillés[1]). Il y a aussi la série *Nectar de l'Enseignement spirituel* (tous les tomes) et *Mes hommages, ô Shiva le Tranquille !* (dont la deuxième partie est consacrée à son enseignement spirituel) et *Je salue la Splendeur de Krishna*. Lire et comprendre les livres de Bábá est une part importante de notre pratique spirituelle *(sádhaná)*, car c'est dans ces livres que se trouve expliqué l'idéal spirituel, la finalité sous-jacente de toutes les pratiques et enseignements de l'Ánanda Márga. Comprendre cet idéal facilite grandement la pratique spirituelle.

Les points suivants résument certainement la partie essentielle des Seize Points. Toute la vie spirituelle dépend d'eux car la voie spirituelle/la vie est parfois difficile et l'on peut être tenté d'abandonner son idéal, de se laisser aller à la facilité du monde matériel ; ces points nous protègent à ces moments-là. À mesure que l'on pratique, l'on acquiert une certaine force mentale, morale, etc. une force qu'il ne faut pas dévier vers les plaisirs de ce monde au risque de fauter ou de s'y perdre. On peut facilement surmonter une petite déviation au début, mais plus tard la même erreur peut nous conduire à notre ruine. C'est pourquoi ces points-ci sont si importants. C'est aussi par eux que le *guru* nous guide. Cette direction du *guru* est l'essence du *tantra*. Il nous protège des dangers de nos propres imperfections humaines pour que nous puissions véritablement progresser sur le chemin de la divinité.

---

[1] Tome deux : *La Spiritualité de la Kat́ha Oupanishad ;* tome trois : *L'Enseignement philosophique de la Shwetâshwatara Oupanishad*, etc. (ndt)

10. Le But spirituel personnel *(Iśťa)*

« Ne jamais transiger sur le respect dû à son But spirituel *(Iśťa)* »

Pour faire quoi que ce soit dans cette vie, nous avons besoin d'un but. La plupart des buts que nous nous efforçons d'atteindre sont limités. De ce fait, notre énergie ne peut s'absorber totalement en eux et à la fin ils en perdent leur attrait. Seul un but spirituel peut absorber complètement toutes nos énergies, car il consiste en l'Esprit qui est infini. L'Être suprême est cependant par nature au-delà de toute personnalisation ou caractérisation, comment alors le connaître ? par notre But spirituel personnel *(Iśťa)* qui est cette entité divine avec laquelle nous entretenons une relation intérieure et avec laquelle nous développons une relation d'amour. Au début du chemin spirituel, c'est par l'entremise du *guru* qu'on l'atteint, qu'on expérimente le But divin sous sa forme personnelle, bien que notre véritable Bien-Aimé *(Iśťa)* soit Dieu qui est au-delà de toute forme. En ce sens, le *guru* n'est pas une personne, il est comme un miroir qui reflète Dieu. Quand vous le regardez, vous voyez votre Soi véritable, secret, inconnu. C'est seulement en concevant notre But sous une forme personnelle que nous commençons à le saisir avec notre esprit limité. Un grand yogi, *Swami* Vivekánanda, disait qu'il n'y avait que deux sortes de gens qui disaient avoir vu Dieu sous sa forme impersonnelle : les êtres réalisés et les fous. Si nous voulons décrire les plus grandes choses auxquelles nous aspirons dans la vie, nous ne pouvons utiliser que des qualités comme l'amour, la compassion, etc. Ce sont les qualités qu'incarne le *guru*.

Gardons toujours à l'esprit que « Dieu seul est le *guru*, nul autre que lui » – *Brahmaeva gurur eko náparah* – comme nous le dit notre précis philosophique[1]. Quand le But spirituel personnel

---

[1] Sûtra 3-9 d'*Ánanda Sútram.*

(Iśta) se présente à nous sous la forme du *guru*, celui-ci manifeste pour nous le but spirituel, constituant un lien avec l'Infini.

Notre relation avec le *guru* est de la plus grande importance sur la voie spirituelle, il faut ainsi la cultiver avec le plus grand soin. Certains peuvent médire de votre *guru* et essayer d'ébranler votre foi avec de nombreuses critiques faites avec un motif égoïste, ou par crainte de la force morale que le *guru* représente. Mais le *guru* ne peut se connaître qu'intérieurement. C'est la raison d'être de l'expression « ne jamais transiger ». Il faut rester ferme sur le fait que, pour soi, le *guru* représente Dieu. Cela ne signifie pas avoir une foi aveugle, mais en développant le sentiment de dévouement et d'amour spirituel, qui prend longtemps à se construire, surtout chez celui qui est nouveau sur la voie spirituelle, la relation avec Dieu grandit peu à peu. On peut (se) poser des questions comme : Qui est le *guru* ? ou : Qu'est-ce que le *guru ?* Mais gardez toujours l'esprit ouvert ! car il est certain que le *guru* se révélera de lui-même. Il ne faut pas permettre au doute de fermer notre esprit à un possible, sans raison suffisante. Une décision prise par ignorance et crainte, sans connaissance et compréhension, est très dangereuse car un petit doute à propos du *guru* peut retirer toute la force et la détermination des pratiques spirituelles, et conduire à la perte complète de la voie spirituelle. C'est pourquoi il ne faut jamais accepter que l'on insulte son *guru*.

Il faut cependant avoir à l'esprit que tout le monde ne peut pas être un *guru* spirituel. Il y a dans le monde d'aujourd'hui de nombreux faux *guru* qui exploitent les gens au nom de leur propre personnalité. Il faut être très prudent à cet égard. Il faut juger un *guru* par son enseignement. Bábá a dit : « Si vous voulez me connaître, connaissez mon idéologie. » Un *guru* devrait être l'exemple de ce qu'il enseigne. En faisant les pratiques et en suivant l'enseignement d'un *guru*, on accepte sa vie comme modèle. Car un *guru* ne peut emmener personne au-delà de lui-même, au-delà de son propre accomplissement. On dit aussi qu'il y a trois sortes de *guru* : 1) celui qui enseigne, s'en va et ne s'occupe pas du reste, 2) celui qui enseigne et revient plus tard pour s'enquérir des progrès, 3) celui qui enseigne, s'enquiert plus tard des progrès, et prend des mesures pour que l'enseignement soit bien suivi et que le disciple fasse des progrès.

Un véritable *guru* ne vit pas pour lui mais pour les autres, sa vie est un modèle de sacrifice.

Il y a un petit test que vous pouvez faire pour voir si vous êtes strict envers votre But spirituel personnel *(Iśťa)*. Vous devez toujours sentir qu'où que vous soyez et quoi que vous fassiez, le *guru* vous voit. Ne lui donnez pas par vos actions d'occasions de penser que son enseignement n'est pas suivi. Demandez-vous avant de faire quelque chose : « Le *guru* voudrait-il que je fasse cela ? » Si la réponse est non et que vous faites quand même l'action, vous ne suivez pas votre *Iśťa*.

Le chemin spirituel est la tâche/le devoir *(dharma)* même de l'être humain, la nature même de la vie. *Le But spirituel est présent à celui qui suit son devoir (humain), il atteint donc à la Victoire ! (Yato dharmah, tata iśťah ; yata iśťah, tato jayah.)*

11. L'Idéologie, l'idéal spirituel *(Ádarsha)*

« Ne jamais transiger quant à la nature sainte de l'idéal de perfection/l'Idéologie *(Ádarsha)* »

L'Idéologie, l'idéal de perfection *(Ádarsha)* est l'aspect impersonnel du but spirituel *(Iśt́a)*. « Quand, dans la méditation, les ondes psychiques atteignent à un parallélisme avec les ondes spirituelles de l'âme, on atteint à un état de *bháva*, un parallélisme psycho-spirituel » que Bábá appelle « idée », et « quand on conçoit cette « idée » sur le plan mental, c'est l'idéologie. » Cette conception psychique de l'« idée » n'a rien à voir avec ces théories ou doctrines matérialistes qui ont cours aujourd'hui sous le nom d'idéologies, « l'idéologie est une inspiration qui a un parallélisme avec l'Être spirituel »[1].

La vie humaine et l'histoire de l'humanité ne sont rien d'autre qu'un mouvement idéologique, un mouvement d'idées. C'est unc avancée du grossier au subtil, de la matérialité à la spiritualité. Dans l'Ánanda Márga, l'essence de notre idéologie s'exprime par notre devise *Átma-mokśárthaḿ jagaddhitáya ca* : « Salut individuel, bien-être universel », autrement dit : s'accomplir personnellement et servir l'humanité et toute la création. L'essence de l'idéal spirituel est ainsi de conjuguer le développement individuel avec celui de la société, de l'ensemble des individus. Pour se développer personnellement il faut avoir une pratique spirituelle, suivre les principes moraux et spirituels *(yama-niyama)* et s'astreindre à une discipline personnelle par des règles de conduite. Notre développement personnel participe au développement collectif, car les pratiques spirituelles font naître en soi un sentiment universel qui nous pousse à vouloir participer bénévolement au bien d'autrui. La création tout entière n'a qu'une seule et unique cause : tout vient de l'Esprit, pure Conscience absolue, état de

---

[1] Extraits de *Idée et Idéologie* de l'auteur.

Béatitude sans détermination, et tout dans cet univers tend à s'unifier à nouveau à cet état d'unité.

L'humanité est ce qu'il y a de plus haut dans cet univers créé parce que c'est seulement sous cette forme humaine que l'on peut œuvrer à son salut, but ultime de la vie.

Or pour faire quoi que ce soit dans ce monde, il nous faut de l'énergie et une méthode. Notre énergie, c'est notre amour pour notre But spirituel *(Iśta)*, que symbolise notre *guru*, et notre méthode est notre idéologie. Il ne faut pas oublier que non canalisée, l'énergie est dangereuse, et que sans énergie une méthode ne sert à rien. L'Amour spirituel et le simple désir d'être bon et de vivre une vie morale ne suffisent pas isolément. Les deux sont nécessaires si nous voulons faire des progrès équilibrés vers le but spirituel.

Atteindre à l'idéal de perfection, à son idéologie *(ádharsha)*, demande du courage moral et des efforts. Nous avons de la force, mais nous la gaspillons généralement, par ignorance ou négligence, dans des choses inutiles. Pour canaliser notre énergie dans la bonne direction, il nous faut concevoir correctement ce qu'est la perfection que nous voulons atteindre, ce qu'est notre idéologie et savoir comment la matérialiser. C'est pourquoi l'étude, que ce soit celle des textes philosophiques de la Voie ou celle du savoir profane est indispensable. Quant à la force de suivre cette idéologie, cet idéal, dans notre vie, elle grandira peu à peu en nous grâce à notre pratique spirituelle. La pratique de la méditation d'abandon de soi en Dieu, en l'Infini, enseignée dans l'Ánanda Márga nous entraîne à transcender notre petit moi, et notre courage moral dépend de cette capacité. De plus la pratique de la contemplation *(dhyána)* nous met en harmonie avec notre Desideratum *(Iśta)* ce qui développe notre force face aux obstacles. Et notre amour du But spirituel nous pousse à suivre l'idéologie.

On voit aujourd'hui de nombreuses sectes religieuses qui toutes prétendent suivre le même Dieu, le même But spirituel, mais elles se sont tellement battues et querellées entre elles qu'elles en ont perdu leur idéal de perfection. D'un autre côté, beaucoup de gens dans le monde s'efforcent de faire le bien, de servir l'humanité, d'amener le développement complet de la société humaine et de combattre l'exploitation. Mais il y a également peu d'unité parmi ces personnes et ces groupes parce que bien qu'ils aient un même but idéologique, ils n'ont pas de But spirituel *(Iśt́a)*, pas de lien subjectif, pour unir cette société humaine avec le fil de l'amour. C'est pourquoi, si l'on veut faire quelque chose de durable dans cette vie, faire des progrès dans sa propre vie et en même temps contribuer au développement intégral de la société humaine, il faut suivre à la fois le But spirituel et l'Idéologie.

Il y a trois manières de suivre l'Idéologie ou l'idéal spirituel *(ádharsha)*. La manière inférieure est celle d'une acceptation réduite. On ne fait que poser un tas de questions. C'est une approche intellectuelle. L'Idéologie ne peut cependant se comprendre que par l'intuition, qui elle-même se développe grâce à la pratique spirituelle. Nos facultés intellectuelles ne nous permettent de connaître, dans une certaine mesure, que les choses de ce monde changeant, relatif et matériel. De plus, cette connaissance est passagère, car les découvertes incessantes remplacent les connaissances passées au fur et à mesure que le savoir intellectuel de l'humanité augmente. Mais l'Idéologie *(ádharsha)* au sens spirituel n'est pas quelque chose d'intellectuel. Il s'agit de l'essence intemporelle de toute cette création. La compréhension que nous en acquérons, par le développement intuitif, est permanente : elle ne se fonde sur rien de ce monde matériel relatif. L'idéologie spirituelle est telle qu'elle englobe tout : le physique, le mental et le spirituel.

Si l'on suit l'idéologie *(ádharsha)* d'un seul point de vue extérieur, en la questionnant constamment intérieurement, un déséquilibre est présent, et il permettra que la plus petite pression extérieure rompe cet équilibre qui n'est qu'apparence.

La meilleure manière de suivre l'idéologie est de l'accepter entièrement tout en faisant, dans sa vie personnelle, de sérieux efforts pour la suivre. Effort est ici le mot-clé car nul, excepté le gourou ou une personne réalisée, ne peut suivre parfaitement l'Idéologie, être l'incarnation de cet Idéal *(ádharsha)*. Notre pratique spirituelle *(sádhaná)* nous conduit à cet état. Savoir que nous faisons des efforts pour suivre cet idéal spirituel est une source de satisfaction et de contentement dans la vie. Cet effort nous permet d'accomplir notre destinée d'être humain.

Le monde d'aujourd'hui renferme beaucoup de souffrances et de confusion. La cause principale en est le manque d'idéologie commune, l'absence d'idéologie universelle qui prenne en compte tous les aspects de la vie humaine. Les personnes qui pourraient, par leur exemple, enseigner une telle idéologie à l'humanité nous font défaut. Dans l'Ánanda Márga nous appelons de telles personnes spirituelles *« sadvipra »* (de *sat* bon, vrai et *vipra* sages [ou « éveillées à la vérité *(sat)* »]) : des personnes qui ne sont limitées par aucun sentiment mesquin et qui consacrent leur vie au service altruiste de l'humanité tout entière. La différence entre le gourou et le *sadvipra* est que le gourou est le créateur des *sadvipra*. L'application bien comprise de l'idéologie et de la pratique spirituelles de l'Ánanda Márga engendrera de telles personnes, qui pourront guider l'humanité.

12. Les règles de conduite

« Foi entière et inébranlable dans les règles de conduite »

Comme nous l'avons dit précédemment, la voie spirituelle peut être difficile. C'est un combat entre notre passé animal, représenté par notre corps physique, et notre avenir spirituel représenté par notre désir d'illimité. Les Oupanishads (les textes philosophiques des Védas, les très anciennes écritures saintes de l'Inde), comparent le corps à un char et l'âme *(átman)* à son passager et propriétaire[1]. En tant que passager, l'âme est inactive. Elle contemple seulement où va le char qu'est le corps, et ce qu'il fait. Le conducteur de ce char est la raison (la faculté de jugement). C'est au conducteur de ce char-corps de décider où va le char. Les dix chevaux du char – les cinq sens (ouïe, vue, toucher, goût et odorat) et les cinq organes moteurs (cordes vocales, mains, jambes et organes reproducteurs et excréteurs) – courent sauvagement après les objets de leurs désirs dans ce monde matériel. Pour rester aux commandes de ces chevaux-organes, le conducteur (la raison) se sert de rênes, rênes qui sont nos pensées. Ce n'est qu'en dirigeant étroitement les mouvements anarchiques de nos organes physiques par une pensée disciplinée, guidée par la raison, que ce corps et son passager, l'âme, atteignent leur but.

Sur la voie spirituelle, il est dangereux de vivre au hasard. Si nous voulons que notre raison nous aide à surmonter la force matérialisante, nous devons maîtriser notre esprit et notre corps. Les règles de conduite facilitent cette prise en main et ont été élaborées pour cela. Aussi longtemps que nous vivons, notre corps-char doit continuer à se mouvoir, nous ne voulons donc pas que ces organes-chevaux s'arrêtent. Le but des règles de conduite n'est ainsi pas de nous empêcher d'agir, mais de réguler nos actions de sorte que notre corps, nos pensées et tous nos sens et nos organes d'action soient une aide à notre développement spirituel, et non un obstacle.

Les règles de conduite comprennent le code moral spirituel yoguique *(yama niyama)*, les Quinze Vertus *(Shiila)*, ainsi que les règles de politesse et de respect d'autrui.

Avoir une foi entière et inébranlable en elles signifie que nous devons les accepter et faire de sincères efforts pour les suivre. Nous rencontrons souvent des situations où nous ne pouvons pas suivre les règles (par exemple les Seize Points) à la lettre. Le point

---

[1] Lire *La Spiritualité de la Kat́ha Oupanishad*, de Shrii Shrii Ánandamúrti, Éditions Ananda Marga, France, 2016.

douze se réfère plus à l'esprit qu'à la lettre des règles de conduite. Il est acceptable que dans des circonstances extrêmes, nous fassions appel à une adaptation objective dans l'esprit de l'idéologie. N'oublions pas que l'idéologie n'est pas dogmatique. Elle n'est pas pour la galerie, ni quelque chose à suivre aveuglément. On ne peut suivre ce point avec sincérité et sérieux sans bien le comprendre et être conscient de son importance. Il faut bien comprendre que le bien de l'humanité passe, dans tous les cas, surtout quand la vie est en danger, avant toutes les règles (cela n'a aucun sens par exemple de rester assis à méditer en sachant que la maison brûle, simplement pour suivre une règle de conduite). Les autres peuvent nous ridiculiser ou nous insulter quand nous suivons strictement les règles de conduite, mais nous ne devons pas laisser cela empêcher nos efforts. Les règles de conduite sont un bouclier contre la dégénérescence et une nécessité vitale pour progresser sur la voie spirituelle.

> « La pratique spirituelle vise le développement complet de l'être humain. Elle enseigne non la renonciation au monde, mais la juste utilisation de son potentiel physique et mental. Il est souhaitable, tout comme l'on suit des règles sociales et économiques, de suivre des règles adaptées à son corps et à son esprit. Ces règles sont les principes moraux et spirituels de l'éthique yoguique *(yama* et *niyama)*. [...] Ceux-ci enseignent pleinement comment se comporter dans ce monde. Cette moralité spirituelle engendre une humanité idéale. »
>
> Ánandamúrti, *Manuel pratique de l'Ánanda Márga, t.1*

Voici un rappel explicatif des principes moraux spirituels yoguiques *(yama niyama)*, une explication des Quinze Vertus *(shiila)* et le détail des règles de politesse et de bonne éducation :

Les principes de *yama* et *niyama*, l'éthique yoguique

Yama :

Ahiḿsá – **ne pas blesser ni nuire** : ne pas faire de mal, ni blesser quiconque par la pensée, la parole ou l'action.

Satya – **la vérité bienveillante** : l'action de l'esprit et le juste usage des mots dans un esprit de bienfaisance.

Asteya – **ne pas voler** : ne pas prendre possession physiquement ou mentalement de ce qui appartient aux autres, ni par omission priver autrui de son dû.

Brahmacarya – **voir Dieu en tout et en tous** : rester attaché à Dieu *(Brahma)*, traiter les différents objets avec lesquels on entre en contact comme les différentes expressions de Dieu et non comme des formes grossières (matérielles) (voir *madhuvidyá* p. 37).

Aparigraha – **mener une vie simple** : ne pas jouir des commodités et conforts superflus pour la préservation de la vie ; ne pas avoir l'instinct de possession.

Niyama :

Shaoca – **la pureté et la propreté** : propreté du corps et pureté mentale. On se purifie mentalement par la charité, en rendant service à autrui, en étant bon avec tous les êtres vivants et en gardant toujours sa pensée dans un courant spirituel.

Santośa – **le contentement/la satisfaction** : c'est notamment ne pas vouloir toujours plus de satisfactions de ce monde, car alors comment connaître la paix de l'esprit ? Il faut donc faire l'effort de se préserver des tentations et de rester dans un état de contentement et de bonne humeur.

Tapah – **se sacrifier** : pratiquer des pénitences, plus particulièrement en servant l'humanité, pour atteindre au but spirituel (détaillé p. 43).

Svádhyáya – **l'étude spirituelle** : travailler à une compréhension claire de la signification cachée de tout sujet spirituel en lisant les textes spirituels.

Iishvara prańidhána – **l'abandon de soi en Dieu / la méditation :** cela consiste à installer fermement en soi l'idée de Dieu *(Iishvara)*, à mettre son mouvement mental en accord avec Lui, ouvrant ainsi la possibilité d'atteindre à l'état divin.

(Ce que nous permet la pratique de la première leçon de méditation du yoga de l'Ánanda Márga.)

« Il y a trois catégories d'êtres humains. La première comprend ceux dont les pensées, les paroles et les actes ne font qu'un. C'est-à-dire qu'ils pensent et font ce qu'ils disent. Ce sont des personnes de premier ordre.

La deuxième catégorie comprend ceux dont les pensées et les paroles diffèrent mais qui font ce qu'ils disent. Ils pensent une chose et en disent une autre, mais ils font ce qu'ils ont dit. Ce sont des personnes de deuxième ordre.

La troisième catégorie comprend ceux dont les pensées, les paroles et les actions diffèrent chacune les unes des autres. Ces personnes pensent une chose, en disent une autre et font quelque chose d'entièrement différent. Ces gens-là sont des personnes de troisième ordre. La plupart des dirigeants d'aujourd'hui entrent dans cette catégorie.

Efforcez-vous de devenir une personne de premier ordre. Vous devez penser ce que vous dites et faire ce que vous avez dit. »

Ánandamúrti, *Nectar de l'Enseignement spirituel, t. 1*

« Le *tapah* [« se sacrifier »] de l'éthique yoguique *(yama-niyama)* consiste à « endurer des épreuves physiques pour le bien-être d'autrui ». La grandeur de quelqu'un se mesure en fait à sa capacité à accepter des difficultés pour le bien d'autrui. Des mortels ordinaires atteignent ainsi au sommet de la gloire spirituelle. Cet esprit de sacrifice conduit à la pureté physique et mentale, à l'élargissement de l'esprit et au progrès spirituel ; il dégage l'accès au salut. »

Shrii Shrii Ánandamúrti
« Leçon philosophique 3 de Shiva »
Mes hommages, ô Shiva le Tranquille !

Ces dix principes sont liés, nous explique le moine *avadhúta* et professeur spirituel *Ác.* Shraddhánanda *Avt.* :

« La pratique de la méditation d'abandon de soi en Dieu *(Iishvara prańidhána)* élargit progressivement l'esprit. Elle permet de voir peu à peu Dieu en tout et en tous *(Brahmacarya)*. Lorsque le pratiquant interagit avec autrui en lui ayant attribué la nature divine, une douceur et une authenticité émanent de lui, ce qui gagne les cœurs, tandis qu'on méprise celui qui considère autrui comme inférieur. Attribuer la nature divine à autrui empêche le développement d'un tel mauvais état d'esprit.

C'est parce que les gens ne vivent pas simplement *(aparigraha)* et ne sont jamais satisfaits *(santośa)* que naissent les très nombreuses querelles de notre société. Lorsque nous accumulons plus que nécessaire, les membres faibles de la société sont naturellement mis dans une situation de pauvreté. Ils en deviennent jaloux. Pratiquer le contentement nous pousse à mener une vie simple, sans luxe superflu. L'instinct d'accaparer pousse à aller à l'encontre des principes de vivre modestement et de ne pas voler.

Voir Dieu en tout et en tous *(brahmacarya)* dissipe en nous le sentiment de vouloir nuire à autrui ou le blesser, et fait de nous une personne digne de confiance. Par le contentement *(santośa)* et le service à autrui *(tapah)*, nous acquérons une pureté *(shaoca)* d'esprit. Et grâce à l'indulgence et à la générosité d'esprit l'on conquiert le cœur d'autrui. [...]

Sans conduite morale *(yama niyama)*, on ne peut pas être en paix avec soi-même et avoir donc une parfaite concentration. Notre réussite dépend de notre volonté et celle-ci se développe par la maîtrise de soi. La clé de la victoire dans la terrible bataille de la vie est ainsi la discipline de soi. »

Pour une explication détaillée de *yama* et *niyama*, lisez *Un Guide de conduite humaine*, *yama niyama les principes moraux spirituels du yoga,* Éditions Ananda Marga, France 2015, 2024, de *Shrii Shrii* Ánandamúrti.

Les Quinze Vertus *(Shiila)*

un bouclier contre la dégénérescence psychique

Les voici expliquées (résumé p. 45) :

1. Pardonner/être indulgent.

D'un point de vue collectif, nous n'avons pas le droit de pardonner une erreur qui n'a pas été corrigée, mais, d'un point de vue personnel, il faut toujours pardonner à autrui ses erreurs.

2. Hauteur et largeur d'esprit.

Nous devons nous garder de l'étroitesse d'esprit et nous efforcer de développer une vision large et une approche universelle pour voir tout dans sa juste perspective. Nous ne devons pas non plus nous laisser troubler par des futilités.

3. Maîtriser sa conduite et son humeur.

Cela est nécessaire pour bien se conduire et réussir dans la vie. Cela développe aussi la volonté et améliore la discipline spirituelle.

4. Être prêt à tout sacrifier de sa vie personnelle pour son Idéal spirituel.

La vie est un mouvement idéologique. Sans idéologie, sans idéal, il ne peut y avoir de vie véritable. Être toujours prêt à tout sacrifier de sa vie personnelle pour ses croyances renforce mentalement. On ne peut alors plus nous détourner de notre chemin.

5. Retenue générale.

Aussi longtemps que nous avons un corps physique, nous devons agir. Par exemple, pour maîtriser sa voracité, il ne faut pas cesser de manger, mais il faut s'efforcer de limiter consciencieusement son alimentation en mangeant moins et moins souvent. Si nous perdons le contrôle de nos sens et de nos organes d'action, ces organes sauvages qui courent après leurs objets, nous serons une cause de malheur à la fois pour nous-mêmes et pour les autres.

6. Comportement agréable et souriant.

Même contrarié(e), en colère, déprimé(e) ou en conflit intérieur, l'on doit s'efforcer de rester agréable et souriant, extérieurement bien sûr, mais aussi intérieurement. La pensée prend la forme de son objet et penser à sa contrariété, frustration, colère, tristesse, dépression, etc. ne fait que l'empirer. Si quand nous sommes dans les ennuis nous essayons de garder quand même le sourire, les ennuis ont tendance à s'éloigner peu à peu et nous sommes plus capables de les gérer. Cette conduite affecte aussi notre entourage. Une personne qui fait des efforts pour être d'humeur joyeuse inspire les mêmes sentiments à autrui, ce qui l'inspire en retour. (Cependant, s'il s'agit de dépression et que celle-ci s'amplifie, l'on doit se faire aider et voir un médecin, la dépression peut en effet être une véritable maladie, elle nécessite alors des soins adaptés.)

7. Faire preuve de courage moral.

Il n'est pas suffisant d'avoir le désir de faire quelque chose de bon dans ce monde. Il est également nécessaire, pour le mettre en œuvre, d'avoir du courage moral, la force de surmonter tous les obstacles par ses actions. Ce courage moral nous viendra d'une claire conception de l'idéal spirituel et d'un sentiment de dévouement et d'abandon à son but spirituel *(iśt́a)*.

8. Donner l'exemple avant de demander à autrui la même chose

Nous avons souvent tendance à critiquer les autres. Souvent cependant, nous ne faisons pas nous-mêmes ce que nous critiquons chez autrui. Il est bon, avant de dire à quelqu'un de faire quelque chose ou de critiquer sa conduite, de penser à vérifier si nous en donnons l'exemple. C'est seulement quand nous donnons l'exemple par notre propre conduite que nous avons le droit et l'autorité morale de dire aux autres de faire la même chose. Une histoire illustre bien ce point : une dame amena un jour son petit garçon à Saint Rámakrishna et lui demanda de dire à son fils de ne pas manger trop de sucre. Rámakrishna lui répondit de revenir avec l'enfant trois jours plus tard. Au moment convenu, elle revient avec lui et Rámakrishna explique au garçonnet qu'il ne doit pas manger trop de sucre. La mère remercie Rámakrishna, mais elle est curieuse de savoir pourquoi ils ont dû attendre trois jours pour recevoir ce simple conseil. *Shrii* Rámakrishna lui répond alors que trois jours plus tôt, lui-même mangeait toujours trop de sucre. S'il l'avait dit au garçon à ce moment-là, ses paroles n'auraient eu aucune force morale.

9. S'abstenir complètement de tous ragots et médisance.

Il est très facile de critiquer, mais il n'est pas si facile d'aider par ses suggestions à rectifier une difficulté. En répandant des calomnies ou même de simples ragots, on ne suit pas le principe cardinal de l'éthique yoguique qui est de ne pas nuire, quelles que soient les justifications que l'on se donne. De plus, « n'essayez pas de vous établir en condamnant les autres, parce qu'en agissant ainsi, l'infériorité d'autrui s'incruste dans votre esprit. »

(Manuel pratique de l'Ánanda Márga (Caryácarya) tome 2)

Il est préférable de réagir aux situations avec une grande ouverture d'esprit et une attitude rationnelle.

10. Être strict sur les principes moraux spirituels *(yama niyama).*

11. Reconnaître immédiatement ses erreurs et endurer une punition en vue de s'en défaire.

C'est un point important de la psychologie du yoga : il est dans la nature humaine de faire les choses d'une manière routinière. Refaire quelque chose d'habituel nous est facile. Nous devons donc, pour progresser spirituellement, avoir la maîtrise de nos actions et, pour cela, cultiver de bonnes habitudes. Cela n'est pas toujours facile car l'individualité ne veut pas se faire commander, elle nous joue des tours à sa façon pour garder sa liberté. Pour éviter de prendre de mauvaises habitudes, une des choses les plus nécessaires est d'être vigilant, pour détecter les fautes que nous faisons sans nous en rendre compte.

En les admettant, nous pouvons éviter de les reproduire, et pour être vraiment sûr que l'erreur ne se répète pas, il est bon d'endurer une punition pour cela, car le moi individuel est tel qu'il court après ce qui lui donne du plaisir. Endurer volontairement une douleur pour corriger une faute augmente notre volonté et nous purifie mentalement. En les admettant et en endurant une punition pour elles, la purification mentale que cela induit nous permet de les oublier, sinon leur réapparition psychique se dressera comme des obstacles sur le chemin spirituel. Cultiver de bonnes habitudes est toujours préférable au fardeau psychique des fautes passées. La punition nous libère d'un fardeau sur le plan psychique, on peut alors faire de plus grands efforts pour faire quelque chose de bien.

12. Ni haine, ni colère, ni suffisance, même envers une personne adverse.

Une personne adverse est une personne dont les actions, les croyances, sont opposées à l'idéologie spirituelle. Dans la vie sociale, nous devons traiter ces personnes d'une manière rationnelle et sans compromission. Mais d'un point de vue intérieur, nous devons les traiter avec amour et compassion. Qui vous aimez ou n'aimez pas dans ce monde est votre affaire personnelle, mais vous n'avez aucune raison de haïr un être vivant. Vous devez plutôt agir de sorte à l'inspirer à prendre le chemin de la vertu. Personne n'a la moindre raison d'être fier des défauts des autres. C'est égoïste et engendre l'étroitesse d'esprit.

13. Ne pas se laisser aller au bavardage.

Les bavardages inutiles ne sont qu'un gaspillage d'énergie et finissent souvent dans la médisance ou la critique négative.

14. Être discipliné.

Une organisation est nécessaire dans toute société. Cette organisation collective nécessite une certaine discipline, un règlement intérieur, pour que les membres de la communauté puissent continuer à œuvrer ensemble d'une manière bien coordonnée. Chaque personne de la communauté spirituelle ayant un rôle à jouer, elle doit s'efforcer de suivre la discipline de la communauté en fonction de sa capacité. Cela favorise le mouvement d'ensemble.

15. Faire preuve de sens des responsabilités.

« Nous pouvons nous permettre d'ignorer nos droits, mais nous ne devons pas oublier nos responsabilités. Oublier ses responsabilités entraîne l'humiliation de l'espèce humaine. »

Shrii Shrii Ánandamúrti, mai 1976

La politesse et la bonne éducation *(social norms)*

1. Remerciez quand on vous rend service (dites : « Merci »).
2. Dites « Bonjour », « Bonsoir » ainsi qu'« Au revoir », « À demain », etc. selon ce qui est approprié, et répondez promptement aux salutations *(namaskár)* de manière similaire.
3. Si vous recevez ou offrez quelque chose, faites-le de la main droite. Donnez-la directement à la personne, ne la jetez pas, et faites cela en touchant le coude droit de la main gauche.

   Ce geste *(mudrá)* d'humilité nous aide à nous souvenir de pratiquer la douce science *(madhuvidyá)* : que l'offrande est Dieu lui-même. La pratique de ce *mudrá* permet aussi de penser à donner avec la main droite.
4. Quand quelqu'un s'inquiète de votre santé et de votre bien-être, remerciez cordialement.
5. Si une personne âgée se présente, levez-vous de votre siège en signe de respect.
6. Si vous bâillez, couvrez-vous la bouche, et faites un léger bruit de l'autre main (pour détourner l'attention).

   Le bâillement est contagieux Vous avez certainement remarqué qu'en bâillant ouvertement, les personnes alentour ont tendance à bâiller aussi.
7. Au moment d'éternuer, couvrez-vous la bouche et le nez de votre mouchoir ou de vos mains, et au moment de tousser couvrez-vous la bouche. (Puis lavez-vous les mains, autrement, toussez dans votre coude.)
8. Lavez-vous les mains après vous être mouché ou nettoyé le conduit nasal. Également, en servant à table ou en distribuant

de la nourriture, si vous éternuez ou toussez (et pour cela détournez-vous et utilisez votre main ou votre mouchoir) lavez-vous immédiatement les mains (voir 35.)

9. Après être allé à la selle et vous être lavé à l'eau [avec la main gauche], lavez-vous les mains au savon, mais frottez le savon de la main droite, puis nettoyez la gauche avec la droite.

C'est important pour des raisons hygiéniques (voir le premier des Seize Points : usage de l'eau), certaines maladies peuvent se répandre par les excréments. Comme il est courant que plus d'une personne se serve du même savon, et qu'en plus on utilise ce même savon pour se laver le visage et le corps, agir ainsi permet d'empêcher que de dangereuses bactéries ne se propagent par le savon. Pour cette raison, il peut être préférable d'utiliser un savon antiseptique.

10. N'utilisez pas les affaires personnelles d'autrui.

Cela concerne notamment les objets personnels tels que vêtements, articles de toilette, serviettes, etc., également pour des raisons d'hygiène.

11. Ne prenez pas quelque chose qui appartient à quelqu'un d'autre sans sa permission.
12. Ne mettez pas vos doigts dans la bouche et ne vous rongez pas les ongles.
13. Demandez la permission pour vous entretenir avec une personne engagée dans une conversation. (Dites : « Excusez-moi » ou « Je peux vous interrompre s'il vous plaît ? »)
14. Parlez toujours avec respect d'une personne absente.
15. En parlant, ne heurtez personne par des paroles dures ou agressives, dites ce que vous avez à dire indirectement.
16. Si vous devez dire quelque chose de négatif ou de déplaisant à quelqu'un, dites « Excusez-moi » avant.
17. Ne critiquez pas les fautes et les défauts des autres.

Cela concerne la critique purement négative. La critique aimante et constructive est toujours bienvenue, mais en suivant la consigne 15. précédente. Ceux qui critiquent sans cesse le font généralement pour masquer leurs propres défauts.

> *Avant d'accuser quelqu'un d'une faute, cherchez en vous-même pour voir si vous n'êtes pas coupable de la même faute. (Manuel pratique de l'Ánanda Márga, t. 2)*

18. Pendant la conversation, donnez aux autres la chance d'exprimer leur point de vue.
19. En discutant, quand vous écoutez quelqu'un, faites un léger bruit de temps en temps pour indiquer que vous l'écoutez attentivement.
20. Si dans la conversation vous ne comprenez pas quelque chose, demandez aimablement : « Comment ? », « Pardon ? » ou « Excusez-moi ? »
21. En parlant à quelqu'un ne tournez pas les yeux ou le visage dans une autre direction.
22. Ne vous asseyez pas à un bureau avec les pieds sur celui-ci, les remuant bêtement ou faisant montre de ce genre d'attitude de supériorité.
23. Pour rencontrer un employé d'une administration, prenez rendez-vous préalablement ou faites-lui porter votre carte de visite (et attendez son accord) ou demandez-lui la permission de vive voix.
24. N'engagez pas de conversations privées ou ayant trait à l'organisation dans les trains et les bus.
25. Ne lisez pas les lettres personnelles d'autrui.
26. Si quelqu'un que vous allez voir écrit, ne regardez pas ce qu'il écrit.
27. Ne rendez pas visite ou ne téléphonez pas à quelqu'un après neuf heures du soir [sans son accord préalable].
28. N'urinez pas et n'allez pas à la selle debout, et
29. Ne prenez pas une douche et ne buvez pas debout.

Cela permet d'éviter un éventuel malaise ainsi que l'hydrocèle chez les hommes et les crampes menstruelles des femmes.

30. Quand vous servez de l'eau à quelqu'un, lavez d'abord le verre puis remplissez-le d'eau et offrez-le.
31. En offrant un verre, offrez-le par sa partie inférieure.

    On ne touche ainsi pas la partie du verre qui sert à boire, c'est une bonne pratique hygiénique.
32. Avant de manger lavez-vous les mains et les pieds[1].
33. Au moment de manger, si vous suez abondamment, essuyez votre sueur avec un mouchoir.
34. Ne restez pas debout à parler à quelqu'un qui est en train de manger.
35. N'éternuez pas et ne toussez pas à table. Sortez de table (et voir 7.), puis lavez-vous les mains.
36. Ne passez pas un plat à quelqu'un avec la main gauche. (cf. 3.)
37. Quand vous mangez, si votre narine gauche *(iḍá nádii)* est active, prenez des aliments plutôt liquides, et si c'est votre narine droite *(piḿgalá nádii)* qui prédomine, des aliments plutôt solides (voir à *nádii* dans le glossaire).
38. Si vous voulez prendre du miel, prenez-le avec de l'eau.

    Le miel est un aliment très concentré et stimule beaucoup le corps et l'esprit quand on en prend beaucoup. Si l'on prend le miel dilué, on peut l'apprécier sans en subir les inconvénients mentaux et physiques.
39. Pour méditer *(sádhaná)*, utilisez de préférence le moment où votre souffle gauche *(iḍá nádii)* prédomine.

---

[1] Les pieds notamment dans les pays chauds, et pour des raisons évidentes d'hygiène quand on mange à même le sol.

13. Le commandement suprême

« Foi entière et inébranlable dans le commandement suprême »

« Méditer deux fois par jour régulièrement nous assure de penser à Dieu au moment de la mort, et d'atteindre ainsi à lui. Tout aspirant à la félicité éternelle (tout *ánanda márgii*) doit donc méditer deux fois par jour, c'est le commandement du Seigneur.

Sans une conduite morale, on ne peut méditer, le commandement du Seigneur est donc également de suivre les principes moraux spirituels *(yama-niyama)*. Aller à l'encontre de ce commandement n'est rien d'autre que se jeter dans les affres de la vie animale pour des millions d'années.

Pour que personne ne subisse de tels tourments, que chacun puisse jouir de la félicité éternelle sous la protection aimante de Dieu, c'est le devoir de chaque aspirant spirituel *(ánanda márgii)* de s'efforcer d'amener tout le monde sur le bienfaisant chemin de la Félicité. Conduire autrui à la voie juste fait partie intégrante de la pratique spirituelle *(sádhaná)*. »

Shrii Shrii Ánandamúrti

Ce commandement suprême est, en bref, l'essence de l'Ánanda Márga. Il comprend trois points essentiels :

1) Faire la méditation deux fois par jour invariablement,
2) Suivre *yama-niyama*, l'éthique yoguique, et
3) S'efforcer d'amener autrui à la voie spirituelle.

« Méditer *(sádhaná)* deux fois par jour... »

Méditer deux fois par jour est le minimum nécessaire pour faire des progrès dans la vie spirituelle. Supposons que vous vouliez faire pousser une plante à partir d'une graine. Il vous faut l'arroser matin et soir, et désherber autour d'elle pour qu'elle puisse pousser. Si vous ne l'arrosez pas suffisamment, il est probable qu'elle ne poussera pas et même qu'elle mourra ; si vous ne désherbez pas autour d'elle, elle ne pourra pas pousser et finira par étouffer avant d'avoir grandi. L'esprit humain fonctionne d'une manière similaire. Il court spontanément après toutes sortes de choses de ce monde qui créent un environnement défavorable à la croissance spirituelle. Il faut donc régulièrement recréer, par la méditation, un environnement mental favorable à la croissance spirituelle pour l'empêcher de trop dégénérer. C'est pourquoi il est nécessaire de pratiquer la méditation *(sádhaná)* au moins deux fois par jour.

« ...nous assure de penser à Dieu/l'Être suprême *(parama puruśa)* au moment de la mort... »

L'Éternel est le but de notre vie spirituelle. Le yoga dit : « Il lui échoit [à l'aspirant] selon sa pensée » – *Yádrshii bhávaná yasya siddhir bhavati tádrshii*[1]. Si nous voulons nous fondre mentalement dans l'Infini, nous devons en faire l'objet de notre pensée. La pensée que l'on a au moment de la mort est très importante car après la mort nous ne pouvons plus diriger nos pensées : un cerveau est nécessaire pour cela. C'est ainsi la pensée qui nous vient à l'esprit au moment de la mort qui détermine la direction future de notre esprit et ainsi son avenir et son évolution. Cette pensée sera celle de ce qui a compté le plus pour nous dans notre vie. Si notre attachement principal est pour quelque chose de matériel, un désir physique, ce sera la pensée de cela qui nous viendra à l'esprit au dernier moment de notre vie. Mais si notre attachement principal dans la vie est pour Dieu, pour l'Être suprême, ce sera alors la pensée de Dieu qui s'élèvera en nous au moment de la mort.

« nous assure [...] d'atteindre à Lui »

Selon le principe du parallélisme psycho-physique, le psychisme recherche toujours une forme physique adéquate à

---

[1] *Paiṋca-Tantra 5,96.* (ndt)

l'expression de son potentiel. Ainsi, si au dernier moment de cette vie nous pensons à l'Être suprême, il est assuré que nous connaîtrons la libération, l'union à cet Être suprême *(parama puruśa)*, le but de la vie humaine.

« C'est le commandement du Seigneur »

Le Seigneur, c'est l'Être suprême *(parama puruśa)* qui à la fois contemple et supervise la création. Ce commandement exprime le but même de l'univers qui est de conduire chacune de ses créatures à l'accomplissement spirituel. C'est pour cela que nous sommes venus en ce monde. La nature humaine, le devoir divin *(dharma, bhagavad dharma)* de l'être humain est la pratique spirituelle. Celui qui n'en a pas ne remplit donc pas son destin *(dharma)* et on peut ainsi le considérer sous ce rapport comme inférieur aux animaux. Les animaux ne sont peut-être pas capables de faire des pratiques spirituelles, mais ils ont d'autres capacités qu'ils utilisent, et ils suivent par là leur destinée *(dharma)* animale. Si nous voulons être dignes du nom d'être humain, nous devons développer nos capacités humaines essentielles.

« On ne peut méditer sans une conduite morale »

Cette moralité consiste à suivre les dix principes moraux spirituels *(yama niyama)* de l'éthique yoguique, qui prône une conduite véritablement humaine. Tant que notre pensée court sans discrimination vers tous les plaisirs de ce monde, elle ne peut pas se diriger vers un but spirituel, plus subtil. L'éthique yoguique *(yama niyama)* n'est pas un simple ensemble de règles, elle illustre parfaitement comment se comporter avec le monde qui nous entoure pour rester en harmonie avec lui. Cet univers suit un certain courant d'énergie. En suivant ces principes moraux spirituels, l'on se meut dans ce courant et non contre lui, ce qui nous permet de trouver la paix de l'esprit. Celui qui ne les suit pas ou qui, tout en les suivant dans une certaine mesure, ne les accepte pas, reste trop impliqué mentalement dans le monde matériel et en oublie son désir inné de pratique spirituelle. Rappelons ces principes moraux et spirituels yoguiques *(yama niyama)* expliqués p. 56 et au nombre de dix ; essayons de les mémoriser.

Yama	*Niyama*
Ne pas blesser ni nuire *(Ahiḿsá),*	**La pureté et la propreté** *(Shaoca),*
La vérité bienveillante *(Satya),*	**Le contentement** *(Santośa),*
Ne pas voler *(Asteya),*	**Se sacrifier** *(Tapah),*
Voir Dieu en tout *(Brahmacarya)*	**L'étude spirituelle** *(Svádhyáya),*
Vivre simplement *(Aparigraha),*	**La méditation** *(Iishvaraprańidhána)*

« Aller à l'encontre de ce commandement… »

Cette ligne explique que si nous ne suivons pas notre nature humaine, nous retournerons à la vie animale. Celui qui n'est pas moral, qui ne suit pas les principes spirituels n'est pas véritablement humain au plein sens du terme. Ses mauvaises actions font dégénérer sa conscience qui finit par retourner au niveau animal. Sa recherche continuelle des plaisirs des sens, des plaisirs temporels – et c'est bien elle qui l'a conduit à contrevenir à la morale – finit par le mener à un psychisme dominé par cette recherche, et le conduire ainsi au moment de la mort à renaître sous une forme animale pour expérimenter ce plaisir. Or l'animal ne peut pas effectuer d'effort spirituel conscient, il n'a pas le libre arbitre de l'homme, il ne peut que suivre sa nature animale. Cela peut alors lui prendre des millions d'années pour qu'il regagne l'état humain qu'il a perdu.

Comme nous l'avons vu plus haut, la pensée qui occupe notre esprit au moment de la mort constitue et détermine l'élan de notre psychisme et sa direction. Après la mort, le corps retourne à la terre, et le psychisme désincarné doit trouver une autre forme physique qui permette à toutes ses impressions réactionnelles accumulées *(saḿskára)* de s'exprimer. Aussi longtemps qu'il reste des réactions non exprimées, le psychisme cherche un véhicule pour cela.

Nous devrions nous rendre compte que la forme humaine est la chose la plus précieuse sur terre. Nous sommes passés par de nombreuses vies animales pour l'obtenir. Nous ne devrions donc pas gaspiller notre temps et risquer de perdre cette occasion.

« Pour que personne ne subisse de tels tourments… »

Pour cela, nous pouvons seulement nous efforcer de conduire autrui sur le droit chemin. De plus, un développement spirituel qui reste égoïste ne peut aboutir. Les yogis du passé s'isolaient dans la nature, dans les grottes et les forêts pour trouver un environnement pur, mais la société a trop besoin d'aide. Ceux qui s'efforcent d'arriver à un véritable développement spirituel doivent s'assurer de ne pas laisser le reste de l'humanité derrière eux. C'est une partie essentielle de la pratique spirituelle car notre développement spirituel est lié à celui de tous. En outre, en essayant d'inspirer à autrui le désir de suivre le chemin spirituel, nous nous remplissons d'une énorme énergie divine qui facilite notre propre progrès.

Il est souhaitable d'apprendre le commandement suprême par cœur et de le répéter ensemble après la méditation collective *(dharmacakra)*. Il est bon de toujours garder ces mots importants à l'esprit, puisqu'il est de notre responsabilité individuelle et collective de les suivre.

14. Les promesses

Lors de l'initiation (la première instruction en méditation), on demande à chaque personne de promettre trois choses relatives à sa conduite. Ces promesses sont très importantes et l'on doit se les remémorer chaque jour au réveil. Se les répéter à chaque réveil permet de les garder peu à peu constamment à l'esprit. Si l'on a oublié quelles elles sont exactement, on doit dès que possible consulter son enseignant spirituel *(ácárya)* et se les faire rappeler pour pouvoir se les répéter chaque jour. On se répétera ces promesses dans sa langue maternelle, et aussi on les gardera pour soi, elles n'en auront que plus de poids. Comme toute promesse, chaque *márgii* devrait les suivre strictement.

15. La réunion de méditation ou méditation collective *(dharmacakra)*

L'être humain est un être sociable. Il lui est naturel de se regrouper, de s'associer et de vivre ensemble. Vivant en collectivité, la manière de vivre de ceux qui l'entourent l'influence. Un enfant grandissant dans une famille de criminels aura facilement tendance à devenir un criminel sous l'influence de son environnement. De même, dans notre vie spirituelle, la compagnie de personnes spirituellement élevées favorise sans aucun doute notre développement spirituel. On appelle cette compagnie spirituelle *sat-sanga* (« bonne compagnie »). La pratique spirituelle *(sádhaná)* n'est pas quelque chose d'uniquement personnel, elle peut aussi être collective. Pour que chacun puisse suivre la voie spirituelle, il est nécessaire de former une communauté spirituelle qui crée un environnement favorable. Les vibrations spirituelles sont synergiques, autrement dit, la vibration du tout est plus élevée que la somme des parties. En vivant une vie spirituelle à l'écart, on ne peut pas accomplir autant, ni créer un environnement aussi favorable à la pratique que réunis et se soutenant les uns les autres. Nous appelons notre réunion de méditation, *dharma-cakra* : le cercle *(cakra)* spirituel *(dharma)* ou cercle de la pratique. Le mot *dharma* ne désigne pas que la nature de quelque chose, il désigne aussi la pratique spirituelle, la spiritualité. Le mot *cakra* signifie au sens premier, cercle. Il désigne aussi une communauté, un groupe. (Le mot *cakra* désigne également les centres d'énergie subtile qui régulent les différentes énergies du corps et de l'esprit, voir le glossaire). La réunion de méditation, le cercle de méditation, le *dharma-cakra*, est le cœur même d'une vie et d'une société spirituelles. C'est une manière de coordonner tous nos efforts pour créer une société humaine saine le plus tôt possible.

Pour la plupart de ceux qui sont nouveaux sur la voie spirituelle, la pratique de la méditation amène de nombreuses expériences inattendues et de nombreux changements dans le corps et l'esprit. C'est comme un voyage dans l'inconnu. Avec l'aide et le soutien de ceux qui ont progressé et qui progressent encore sur ce chemin, ce voyage devient un peu plus facile. C'est pourquoi tous les membres de l'Ánanda Márga *(ánanda márgii)* doivent participer à la réunion de méditation *(dharmacakra)* une fois par semaine au moins. C'est particulièrement important dans les débuts. S'il est absolument impossible d'assister au cercle spirituel (à cause d'une obligation légitime : service à un patient, obligation professionnelle), il faut alors aller méditer au centre de méditation *(jágrti)*, dans la pièce où se tient la méditation collective, à une autre heure du jour ; ce sera également bénéfique[1]. Autrement, comme le prescrit Bábá, on sautera un repas de la fin de semaine (du week-end), ce qui permettra de garder l'esprit dans un courant spirituel et nous rappellera l'importance de participer à la réunion de méditation.

Il est préférable que tous ceux présents durant la méditation collective pratiquent la méditation qu'enseigne l'Ánanda Márga, pour créer un courant plus collectif durant la méditation. Les non-*márgii* intéressés peuvent cependant être admis comme invités, à la discrétion du responsable du centre de méditation (le *jágrti* [« lieu d'éveil spirituel »]) ou du secrétaire de section *(unit)* là où il n'y a pas de *jágrti*. Ceux qui participent à la méditation collective *(dharmacakra)* doivent se placer en rangs ordonnés, les femmes d'un côté, les hommes de l'autre. Cela crée un courant de vibrations parallèles qui favorise la méditation. On fait précéder la méditation collective du *kiirtana* (chant de *Bábá nám kevalam*,

---

[1] Les centres de méditation de l'Ánanda Márga accueillent les programmes spirituels, idéologiques et de secours au niveau local. La vibration collective des méditations, chants spirituels et activités charitables réguliers du centre en fait un cadre serein et sanctifié dont bénéficient les pratiquants.

voir p. 78 à *Kiirtan)* suivi du chant *Saḿ gacchadhvam* [« Allons ensemble »] tiré d'un hymne du *Rig Véda* (ancien texte sacré de l'Inde) qui crée une vibration spirituelle collective. Le signal de fin de la méditation est donné par le court chant *Nityaḿ shuddham.* (Chants cités et traduits p. 94).

> « La méditation d'abandon en Dieu – *iishvara-prańidhána* – peut s'effectuer aussi bien individuellement que collectivement. Dans la pratique collective de l'*iishvara-prańidhána*, les efforts mentaux conjugués travaillent ensemble afin de susciter les effets les plus élevés en un temps très court. [...alors] ne manquez jamais, en complément d'une pratique solitaire, l'occasion d'un *iishvara-prańidhána* collectif chaque fois que certains d'entre vous peuvent se réunir. L'indomptable force mentale éveillée par cette méditation vous aidera à résoudre n'importe quel problème petit ou grand sur cette terre. C'est pour cela que vous devriez toujours vous empresser d'assister régulièrement à la réunion hebdomadaire de méditation *(dharmacakra)*. »
>
> Ánandamúrti, *Un Guide de conduite humaine*

16. Les R. S. T. K. (Règles de conduite, Séminaires, Tâche, *Kiirtan*)

R. – Les règles de conduite

> « Manifestez votre idéal par votre conduite. »

Shrii Shrii Ánandamúrti

R se rapporte aux **r**ègles de conduite et souligne que nous devons suivre les principes moraux spirituels *(yama niyama)* (détaillés p. 56), les Quinze Vertus (*shiila*) (détaillées p. 59), le point local, les Seize Points (résumé approfondi p. 88), la politesse et le respect d'autrui (p. 63), en détail, et donc bien les connaître.

Résumé des règles de conduite :

Yama niyama : ne pas blesser ni nuire, vérité bienveillante, ne pas voler, voir Dieu en tout et en tous, vivre modestement ; pureté et propreté, contentement, sacrifice, étude spirituelle, méditation *(ahiḿsá, satya, asteya, brahmacarya, aparigraha ; shaoca, santośa, tapah, svádhyáya, Iishvara-prańidhána).*

Les Quinze Vertus : pardonner/être indulgent, hauteur et largeur d'esprit, maîtriser sa conduite et son humeur, prêt à tout sacrifier de sa vie personnelle pour son idéal, retenue générale, comportement agréable et souriant, courage moral, donner l'exemple, ni ragots ni médisance, strict sur les principes moraux spirituels, reconnaître ses erreurs et endurer une punition, ni haine ni colère ni suffisance, pas de bavardages, être discipliné, sens des responsabilités.

Le point local : « Foi entière et inébranlable envers le But spirituel personnel *(iśt́a)*, l'idéal spirituel *(ádharsha)*, les règles de conduite et le commandement suprême. »

Les Seize Points : l'usage de l'eau, l'hygiène masculine, les poils, les sous-vêtements, le demi-bain, le bain, l'alimentation et le jeûne ; la pratique spirituelle, une foi entière et inébranlable envers : le but spirituel, l'idéologie spirituelle, les règles de conduite et le commandement suprême, les promesses, la réunion de méditation, les R.S.T.K.

Les règles de politesse et de bonne éducation (p. 63)

Les règles de conduite renvoient ici au détail des règles de conduite et au fait de vérifier qu'on les suit scrupuleusement ; elles diffèrent en cela du point douze (« Foi entière et inébranlable dans les règles de conduite »). Le point local regroupe les points dix à treize des Seize Points et les met en avant.

Des directives plus complètes, au niveau social et autres, sont énoncées dans le tome deux du *Manuel pratique de l'Ánanda*

Márga[1] que vous trouverez sur l'internet ou auprès de votre enseignant spirituel ou centre local de l'Ánanda Márga.

Il est difficile de suivre parfaitement toutes les règles, mais il faut au moins s'y efforcer vivement. Une aide efficace pour cela est de les apprendre par cœur, notamment les dix principes de ***Yama niyama***, les **Quinze Vertus** et les **Seize Points** (tous résumés ci-dessus, résumé plus détaillé des Seize Points p. 88).

Les Seize Points, un système d'auto-analyse

Les Seize Points sont, par-dessus tout, un système pratique d'auto-analyse. Un tableau des Seize Points a été conçu pour cela, il permet de consigner au quotidien ses progrès dans leur pratique. Il reprend aussi au verso la morale yoguique, les Quinze Vertus et la maîtrise des sentiments ennemis et des entraves intérieures (*ripu* et *pásha*, voir p. 92). En remplissant le tableau chaque jour, on mémorise l'importance de telle ou telle conduite ou on se la remémore. Cela nous aide à adopter peu à peu une conduite plus parfaite.

Ces tableaux sont présentés p. 97 et situés p. 98 et suivantes. Vous pouvez aussi les réclamer à l'enseignant spirituel *(ácárya)* local qui vous guide dans vos pratiques spirituelles. Ils sont à lui envoyer à la fin de chaque mois, un modèle utilisable sur écran est aussi disponible (voir p.). Les règles de conduite sont essentielles pour faire des progrès dans les pratiques spirituelles et dans la plupart des cas vous ne recevrez pas les plus hautes leçons de méditation si vous ne faites pas des efforts suffisants pour les suivre. Suivre les règles de conduite permet aussi d'être un exemple pour les autres *márgii* et autrui. La conduite vertueuse de celui qui est attentif à sa conduite inspire ceux qui l'entourent et les attire sur la voie spirituelle, ou les pousse à suivre les règles de conduite avec toujours plus de sincérité et de rigueur. Il ne faut cependant

---

[1] *L'Ánanda Márga Caryácarya*, sous-titré : *rites, fonctionnement, règles et pratiques yoguiques (tomes 1 à 3),* Éditions Ánanda Márga, France, 2020.

jamais être trop fanatique et rigide dans sa conduite pour ne pas se nuire et aussi ne pas faire réagir autrui :

« La vie devient mécanique si l'on se laisse envahir par l'idée que l'on doit faire telle chose, telle offrande, se lever de telle manière, s'asseoir de telle autre, etc. Il n'y a alors plus de bonheur possible, c'est pourquoi on ne peut plus vraiment parler d'acte consacré *(karma)* face à ce ritualisme. On fait pénitence quand on se sacrifie pour servir autrui, mais sans amour, les services rendus et ces pénitences subies seulement pour la galerie ne portent pas de fruits. Toutes dévotion rituelle, pénitence et utilisation de chapelet ostensibles ne sont que pour l'apparence : on a perdu de vue le véritable amour et le but spirituel. On ne peut atteindre à Dieu par ce genre d'actions ostentatoires car aux pensées ritualistes manque la douceur du bonheur. La félicité divine est facilement accessible pour ceux, et ceux-là seuls, qui fondent leur pratique spirituelle sur l'amour. »

(Sublime Spiritualité)

S. – Les séminaires

Il est souhaitable pour son propre progrès spirituel et pour pouvoir communiquer à autrui quelque chose de l'idéologie, de connaître la philosophie spirituelle et la philosophie sociale de l'Ánanda Márga. Le mieux pour cela, en plus de la lecture des livres de Bábá, est d'assister aux séminaires aussi souvent que possible. Dans un séminaire, les cours de philosophie, les discussions spirituelles *(tattva sabda)*, les différentes sessions de méditation collective, la pratique par tous des Seize Points et la fréquentation de personnes spirituellement élevées permettent d'expérimenter l'idéologie en théorie et en pratique. On progresse alors à la fois personnellement, dans sa méditation, et dans sa connaissance de l'idéologie spirituelle. Tout comme pour la méditation, seuls des efforts répétés et réguliers peuvent permettre d'augmenter véritablement sa connaissance de la philosophie spirituelle et sociale, de l'anglais, qui facilite les communications étant à présent la langue mondiale, et de sa langue maternelle, facilitant ainsi son expression. Les séminaires sont aussi l'occasion de mieux connaître les pratiquants de notre région ou pays et d'envisager et de planifier des actions communes.

T. – Se charger d'une tâche

Pour matérialiser l'idéologie spirituelle, chacun doit participer à la vie de l'association. Toute association est un rassemblement d'individus travaillant ensemble à un but commun. Pour la faire fonctionner, chaque personne qui la compose doit se charger d'une tâche, en fonction de ses capacités et en concertation avec les autres *márgii* ou en suivant les conseils d'un enseignant spirituel *(ácárya)*, et en prendre la responsabilité. Mettre en pratique dans un contexte collectif le sentiment spirituel, subjectif, renforce la communauté ce qui à son tour renforce et inspire chacun dans son propre développement spirituel.

K. – Le *kiirtan*, le chant-et-danse méditatif

Le *kiirtan* (ou *kiirtana)* est un chant et une danse spirituels qu'il est bon de pratiquer avant la méditation. Le *kiirtan* allège l'esprit, le libère de ses préoccupations temporelles et l'amène dans un domaine de joie spirituelle.

> *Le kiirtan permet de progresser spirituellement, il purifie mentalement, et même cinq minutes de kiirtan permettent d'obtenir un progrès spirituel, même si la méditation qui le suit ne dure que cinq minutes.*
>
> *Shrii Shrii* Ánandamúrti, *Subháśita Saḿgraha 16*

« Le *kiirtan* n'aide pas seulement au niveau spirituel, il aide dans tous les domaines de la vie. Il chasse aussi les difficultés et les souffrances physiques et psychiques. [...] Un *kiirtan* collectif peut dissiper sur-le-champ des calamités naturelles ou dues à l'homme. S'il est chanté avec le plus de sincérité possible, il apporte un secours direct en un rien de temps. Il résout également les afflictions psychiques collectives, qu'elles soient ou non en cours, mais dont nous pressentons l'arrivée imminente. Si l'on pratique le *kiirtan* en avance, ces difficultés imminentes disparaissent. [...] Les personnes intelligentes devraient faire le plus possible de *kiirtan*. Lorsque, à cause de la complexité d'un problème, on ne trouve pas de solution à ses difficultés et qu'on est désemparé sur quoi faire, s'asseoir ensemble quelque part et chanter le *kiirtan* de tout son cœur quelque temps clarifie le problème, permettant de trouver facilement la solution à ses difficultés. »

Nectar de l'Enseignement spirituel t. 22

Le *kiirtan* se chante à l'aide du *mantra « Bábá nám kévalam »*, que l'on a chargé d'une vibration telle que tout le monde puisse l'utiliser. On chante « *Bábá nám kévalam* » sur huit temps, avec une mélodie au choix, mais celle-ci ne doit pas être celle d'une chanson profane. On peut accompagner le chant *Bábá nám kevalam* à la guitare ou au piano par exemple.

L'étymologie du mot *« Bábá »*, « Père », remonte au sanscrit *vapra* ; il signifie « aimé », ce que vous aimez le plus au monde, quelque chose qui peut absorber toute votre existence, car l'unité est le stade ultime de l'amour. La seule chose qui puisse absorber totalement toutes nos énergies est l'Être suprême, qui n'est rien d'autre que l'état élargi de notre propre être. *« Nám »* (« nâm(e) ») signifie nom et également essence, et *« kevalam »* (« kéva-lam(e) ») seulement ou seul. Le sens de *Bábá nám kevalam* est ainsi que le courant d'amour infini est le seul objet de notre esprit, il est partout dans cet univers. Chanter *Bábá nám kevalam* avant la méditation conduit notre esprit sur un plan spirituel et le libère des pensées concernant ce monde matériel permettant ainsi à la méditation de commencer à un niveau supérieur.

« Le *kiirtan* n'est pas seulement un chant, la danse et la musique instrumentale aussi en font partie. Cette combinaison de danse, de chant et de musique instrumentale crée une atmosphère si pure et céleste que, qu'arrive-t-il à la personne ? Elle s'oublie elle-même. » *Nectar de l'Enseignement spirituel t. 15*

On associe au chant une danse appelée ***lalita mármika***. C'est un pas simple qui conduit le corps et l'esprit tout entiers dans le courant du *kiirtan*. On commence la danse par un salut spirituel *(namaskár)* (voir glossaire), puis on lève les bras au-dessus de la tête avec les paumes légèrement tournées vers le haut dans une position qui ressemble en quelque sorte à une fleur qui ouvre ses pétales. Le rythme est simple : debout, pieds à peine écartés, frappez tout d'abord le gros orteil droit derrière le talon gauche en pliant légèrement le genou gauche.

Puis reposez le pied droit à plat dans la position d'origine en retendant la jambe gauche. Frappez maintenant le gros orteil gauche derrière le talon droit en pliant légèrement le genou droit, puis de même redressez-vous en reposant le pied gauche à plat en retendant la jambe droite et ainsi de suite en recommençant. La flexion des genoux détend les articulations et permet de s'asseoir ensuite plus aisément en méditation.

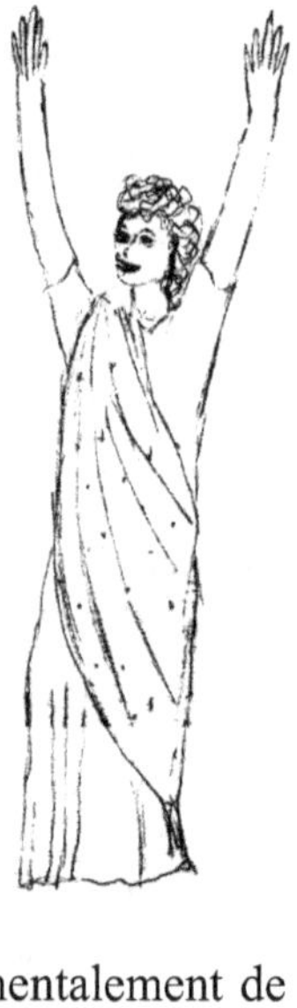

« Dans la danse *lalita mármika*, la position des bras fait un angle supérieur à quatre-vingt-dix degrés avec le sol. C'est de ce fait un *mudrá*. Celui-ci signifie : « Ô Créateur suprême, tu es mien et je suis tien(ne), je suis à toi. »

Nectar de l'Enseignement spirituel t. 12

Chanter et danser le *kiirtan* libère et allège mentalement de tous soucis et préoccupations quotidiennes, et développe un sentiment d'Amour spirituel. Cela fait ressortir les qualités subtiles de notre esprit. Le *kiirtan* doit se pratiquer au quotidien. Même lorsqu'on est seul, quelques minutes de chant (et de danse) avec le mantra *Bábá nám kevalam* avant la méditation élèvent l'esprit et donnent un sentiment de joie.

Il est très important, immédiatement après avoir chanté le *kiirtan*, ou autres chants spirituels *(bhajan/*cantiques, *prabhát saḿgiit*), de méditer un peu, même très peu de temps, pour bien canaliser les ondes spirituelles dans une direction positive. Autrement, exaltée par les chants, notre pensée peut courir encore plus après le monde temporel. La pratique de la méditation permet d'éviter cela.

Le *táńd́ava* – la danse virile de Shiva

Le *táńd́ava* a été pensé pour développer le courage et la hardiesse. Inventé il y a des milliers d'années par Shiva, il donne la force morale de s'attaquer aux forces matérialistes et immorales qui précipitent ce monde à sa perte. Il symbolise la détermination de la vie dans son combat incessant contre la stagnation de la mort.

> « La danse *táńd́ava* a un effet fortifiant pour presque toutes les parties du corps, même le cerveau. » « Le *táńd́ava* est un exercice pour tout le corps, qui renforce même le cerveau et ses cellules nerveuses. » « La pratique du *táńd́ava* active l'épiphyse *(sahasrára cakra)* et l'hypophyse *(ájiṋá cakra)*. À la suite de cela, la mémoire est augmentée et le cerveau renforcé. Les cellules du cerveau sont également renforcées. Il n'y a pas d'exercice spécifique pour le cerveau à part le *táńd́ava* ; toutefois, il stimule les caractères virils, il est donc interdit aux femmes. »
>
> *Ánanda Vacanámrtam t. 5, 15* et *10*

Il est aussi interdit aux femmes parce que les sauts pourraient endommager les organes les plus délicats du corps, en particulier déchirer les ligaments qui maintiennent l'utérus.

Le danseur a ses bras à l'horizontale, manifestant sa détermination. Il tient main gauche un crâne représentant l'inertie de la mort, main droite une dague ou un couteau représentant son combat contre elle[1]. Si ces symboles ne sont pas disponibles (ou si

[1] Ce peut aussi être main gauche un serpent venimeux (ou sa représentation) et main droite un trident. La nuit ce sera une torche enflammée à gauche

seule une main peut en être munie), les danseurs se donneront mentalement l'impression de les tenir. Si le danseur porte des pantalons, il doit les relever jusqu'au-dessus du genou (pour pouvoir danser). Il lui faut porter le *lungota* (le slip yoguique) attaché suffisamment serré pour éviter tout dommage.

Un homme peut pratiquer le *táńd́ava* à tout moment, mais on l'effectue généralement chaque jour avant les postures *(ásana)*, matin et soir. Après cinquante ans, sa pratique est facultative (en fonction de ses capacités).

Le **táńd́ava** est habituellement guidé par un annonceur. Les danseurs ne disent rien pendant la danse. Si le danseur est seul, il peut se réciter mentalement les appels. L'annonceur doit s'assurer que ses appels ont de la force et de l'énergie et sont en rythme.

– L'annonceur : « Prêts ? » :

Les danseurs se lèvent sur la pointe des pieds avec les bras écartés sur les côtés, à l'horizontale (1).

– L'annonceur : « Un, deux, trois, sautez ! ».

À : « sautez ! », les danseurs sautent en l'air, frappent leurs talons contre leurs fesses (2), puis reviennent en s'accroupissant sur la pointe des pieds, les talons se touchant et les orteils pointant dans des directions quasi opposées (3).

– L'annonceur : *« Tá-tá-dhin-tá ! »* :

Les danseurs se redressent (1) et, sur le *« dhin »*, sautent en frappant de nouveau les talons contre leurs fesses (2). Ils reviennent alors sur le dernier *« tá »* (3).

> L'appel *« tá »* (« sur le talon ») implique de retomber sur le plat du pied en sautant, et l'appel *« dhin »* de retomber sur les orteils (l'avant-pied, le plat des orteils).

– L'annonceur répète : *« Tá-tá-dhin-tá ! »* : Les danseurs se redressent en sautant pieds joints sur les *« tá »* et sur le *« dhin »,* font un pas légèrement sur la gauche en sautant sur l'avant-pied

---

(s'assurer qu'il n'y a pas de risque d'incendie) et à droite un petit tambour à deux battants qui sonnent la pulsation de la vie.

(dhin) gauche tout en levant le genou droit au moins jusqu'au nombril ou plus haut (4), en le dirigeant vers la gauche, avec le pied droit s'élevant vers la gauche, puis retombent sur le talon droit sur le dernier *« tá »*, la jambe gauche commençant déjà à vouloir s'élever vers la droite.

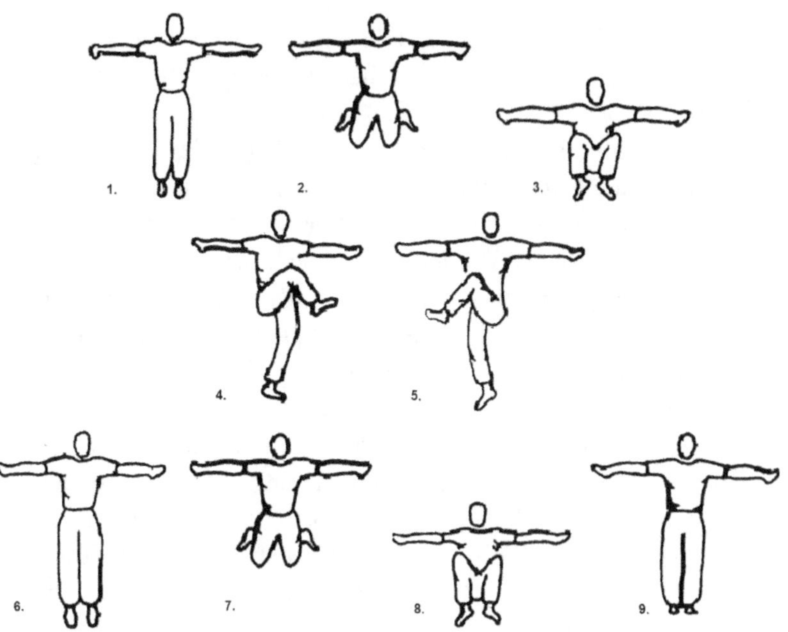

10. Suivi d'une courte marche active (ce qui préserve le cœur).

L'annonceur : *« Tá-tá-dhin-tá ! »* : tout en partant du pied droit à plat (dernier *« tá »* précédent) les danseurs sautent en continuant à élever le genou gauche vers la droite, étendant le pied gauche vers la droite, en retombant sur le talon droit sur le premier *« tá »*. Finissant avec le genou gauche jusqu'au moins la hauteur du nombril (5), ils sautent à nouveau sur le même pied sur le second *« tá »*. Puis redescendant la jambe gauche, ils viennent retomber sur le *« dhin ! »* sur le plat des orteils du pied gauche en levant la jambe droite vers la gauche et en retombant sur le talon gauche sur le dernier *« tá »*. Autrement dit : talon droit, talon droit, orteils gauches, talon gauche.

L'annonceur : *« Tá-tá-dhin-tá ! »* : Cette fois-ci encore les danseurs commencent la série en sautant sur le talon droit, soit au final, toujours pareil : talon droit, talon droit, orteils gauches, talon gauche.

L'annonceur répète trois fois encore la série *« Tá-tá-dhin-tá ! »*, les danseurs commençant chaque série par deux sauts sur le talon droit.

Ses annonces suivantes sont : *« Tá-tá-dhin-dhin ! »* trois fois, en accélérant légèrement le rythme ; les danseurs répètent le même pas que précédemment avec la variante suivante : ils retombent sur les orteils dans le dernier saut de la série.

Vient ensuite l'appel : *« Dhin-dhin-dhin-dhin ! »*, répété trois fois, devenant plus rapide et plus énergique : Là, à chaque saut les danseurs retombent sur l'avant du pied (le plat des orteils). L'annonceur continue alors en criant avec une voix emplie de force *« Bábá nám kevalam »*, sur le même rythme *(Bábá, nám, kév, alam)*, jusqu'à ce que les danseurs soient fatigués. Ceux qui regardent peuvent se joindre au chant de *« Bábá nám kevalam »*.

Pour bien maintenir le rythme, l'annonceur peut utiliser un tambourin. Quand les danseurs sont fatigués, l'annonceur crie « stop » et les danseurs reviennent dans la position debout, les pieds joints (6). L'annonceur dit ensuite « Pose finale ! » et les danseurs sautent en frappant les talons contre les fesses et retombent accroupis comme au début (7 et 8). Les danseurs se lèvent doucement (9).

Ils doivent impérativement enchaîner avec des pas de la danse *(lalita mármika)* du *kiirtan* (10) un petit moment, pour permettre au corps (notamment au cœur) de ralentir de façon harmonieuse et de se réadapter à un rythme plus lent (ils ne doivent pas arrêter brutalement de s'activer, ce serait mauvais pour le cœur).

Les femmes pratiqueront à la place la danse *kaośikii*, qui convient aux deux sexes ; sa pratique est vivement recommandée à tous, c'est une panacée.

La danse *kaośikii* :

Kaośikii est une danse douce et sportive à la fois, où l'élément « idéatif » est cependant essentiel. Elle préserve la jeunesse des articulations et favorise le fonctionnement général des organes corporels. Elle est particulièrement recommandée aux femmes (qui ne peuvent pas pratiquer le *táńd́ava*) et s'effectue cinq à dix minutes matin et soir, avant ou après les *ásana* (les postures) ou la méditation.

« Dans la danse ***kaośikii***, les deux bras tendus vers le ciel, mains jointes, symbolisent votre effort de vous relier à Dieu. Lorsque vous vous inclinez sur la droite, toujours les bras tendus, mains jointes, vous exprimez : « Je sais comment m'adresser à toi (Seigneur) ». Votre inclinaison doit aller jusqu'à 45°. Votre mouvement vers la gauche exprime : « Je sais comment répondre à tes demandes ». Lorsque vous vous penchez en avant jusqu'à toucher le sol, vous manifestez un total abandon de soi. En vous inclinant en arrière, vous exprimez : « Je suis prêt(e) à faire face à tous les problèmes qui peuvent se présenter ». Le dernier mouvement où, droit(e), vous frappez du plat de chacun de vos pieds, signifie : « Ô Seigneur, je répète ton rythme ! »

Shrii Shrii Ánandamúrti, Hanovre, mai 1979

« La danse *kaoshikii* est à la fois un exercice et un remède pour pas moins de vingt-deux troubles physiques. C'est une sorte de panacée pour presque tous les maux féminins et pour de nombreux maux des jeunes garçons. C'est un remède pour la plupart des maladies du foie. Elle garantit un accouchement sûr aux femmes enceintes et prévient aussi l'arrivée de la vieillesse. C'est un médicament. »

ÁnandaVacanÁmrtam 6

Pratique : debout, les bras en l'air, les paumes des mains l'une contre l'autre. Le mouvement des pieds est semblable à celui de *lalita mármika* (la danse du *kiirtan*) sauf qu'ici le danseur ou la danseuse frappe le sol du plat des orteils (l'avant-pied) *(« dhin »)* et non simplement de l'extrémité du gros orteil, derrière le talon du pied opposé ; c'est une danse sportive.

Les bras joints, on penche le buste en entier vers la droite en trois temps jusqu'à environ 45 degrés puis on remonte jusqu'à la verticale en deux temps (*Bábá* 1), *nám* 2), *Bábá* 3), *ké* 4), *valam* 5)*)*. Puis même chose à gauche. Ensuite, en face, on penche les bras en avant jusqu'à l'horizontale *(Bábá)*, puis, tout en se penchant, on vient toucher du bout des doigts (les paumes toujours jointes) le sol devant soi *(nám)* et on remonte à la position première en un temps *(Bábá)*. Même chose en arrière : on s'incline en deux temps *(Bábá, nám)* jusqu'à 15° environ et on se redresse en un *(Bábá)*. On finit le cycle en frappant de la plante entière du pied *(« tá »)*, alternativement droite et gauche *(ké, valam)*, et on recommence.

Vous trouverez une vidéo pédagogique sur comment danser *kaośikii* sur :

https://www.youtube.com/watch?v=QOWTYZ33uBI

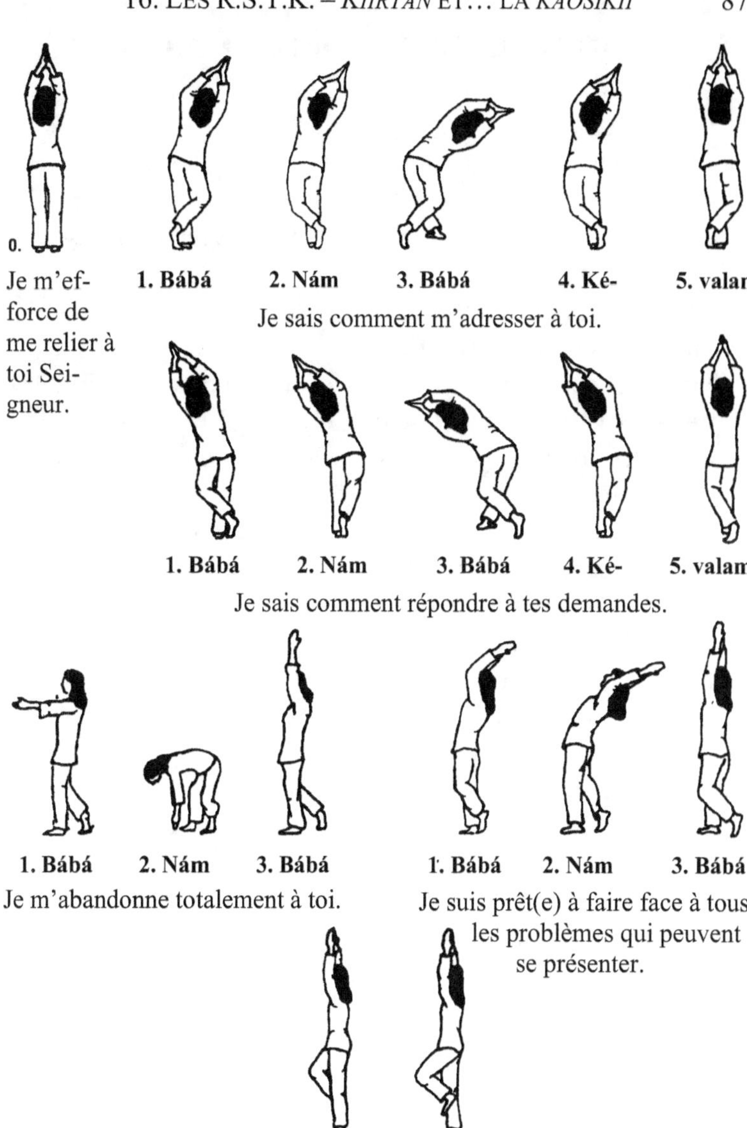
0.
Je m'efforce de me relier à toi Seigneur.
1. Bábá
2. Nám
3. Bábá
4. Ké-
5. valam
Je sais comment m'adresser à toi.
1. Bábá
2. Nám
3. Bábá
4. Ké-
5. valam
Je sais comment répondre à tes demandes.
1. Bábá
2. Nám
3. Bábá
Je m'abandonne totalement à toi.
1'. Bábá
2. Nám
3. Bábá
Je suis prêt(e) à faire face à tous les problèmes qui peuvent se présenter.
4. Ké-
5. valam
Ô Seigneur, je répète ton rythme !

Un résumé des Seize Points

1. L'usage de l'eau

- après la miction et la selle.
- transporter un flacon d'eau *(shaoca manjusá)* pour cela.

2. L'hygiène masculine (le prépuce) : prépuce maintenu retroussé ou circoncision.

3. Les poils des articulations

- ne pas les raser ni les épiler.
- les laver chaque jour avec du savon et y appliquer de l'huile.

4. Les sous-vêtements/le *lungota*

- pour les hommes, porter le slip yoguique *(lungota)* (slip à fort maintien)
- pour les femmes, porter un soutien-gorge et un slip.
- porter chaque jour des sous-vêtements propres.

5. Le « demi-bain » *(vyápaka shaoca)*

- avant la méditation, les postures, les repas et le sommeil.

6. Le bain quotidien

- se baigner ou se doucher tous les jours.
- avec de l'eau plus fraîche que le corps.
- suivre les recommandations pour l'application de l'eau.
- Pratiquer le *mantra* et le *mudrá* du bain avant de se sécher.

7. L'alimentation pure.

- autant que possible, ne prendre que de la nourriture pure *(sáttvika)*, en particulier pour ceux qui pratiquent les postures de yoga.

8. Le jeûne *(upavása)* régulier

- jeûner sans eau (sauf, voir note p. 32), les onzièmes jours après la pleine lune et la nouvelle lune *(ekádashii) ;* soit au minimum, deux fois par mois.
- jeûne (facultatif) pour les personnes célibataires les jours de pleine et nouvelle lune *(púrńimá* et *amávasyá)*.

9. La pratique spirituelle *(sádhaná)*

- **La morale spirituelle** *(yama niyama)* (p 70).
- **Le recueillement yoguique et l'« offrande des couleurs »**
- **La douce science** *(madhuvidyá)* : utiliser son *guru mantra* (deuxième leçon) et faire un effort particulier pour avoir une idée spirituelle avant chaque activité.
- **La méditation** : pratiquer toutes les leçons de méditation au moins deux fois par jour.
  + Utiliser son *iśta mantra* le plus souvent possible. Penser régulièrement à son *iśta* comme dans *dhyána.*
  + Pratiquer *guru sakásh.*
  + Pratiquer *páiṋca-janya.*
- **Les postures** *(ásana)* : deux fois par jour, telles que recommandées par l'enseignant spirituel *(ácárya)*.
- **La pureté générale** *(sarvátmaka shaoca)* : propreté universelle (corps, vêtements, lit, cadre de vie) et pureté mentale (par le service et le respect d'autrui).
  ▫ *Par le service désintéressé (tapah) :*
  1. Humanitaire, par · l'aide physique (soins et aides aux malades et nécessiteux), · la protection, · l'aide matérielle et · l'aide morale et spirituelle. 2. À la création (animaux et plantes). 4. Envers Dieu.
  ▫ *Par une vie sociale respectueuse d'autrui :*
  1. Pratiquer les Quinze Vertus (résumées p. 45).
  2. Être poli et bien se comporter (règles p. 63).
- **L'étude spirituelle** : lire quotidiennement un texte spirituel.

10-13. « Foi entière et inébranlable en :

– **10. le but spirituel** personnel ***(iśta)*** (représenté par le guru) »
– **11. l'idéal spirituel/l'Idéologie *(Ádarsha)*** (but impersonnel) »
– **12. les règles de conduite »**
– **13. le commandement suprême »**

14. Les promesses

Se répéter quotidiennement (au réveil) mentalement les promesses faites lors de l'initiation et les suivre sérieusement.

15. La réunion de méditation *(dharmacakra)*

Participer à une méditation collective *(dharmacakra)* au moins une fois par semaine.

16. Les R.S.T.K. (**R**ègles de conduite, **S**éminaires, **T**âche, ***K**iirtan*)

- **R**ègles de **c**onduite en détail : apprendre par cœur les règles de conduite et les suivre, et remplir le tableau des Seize Points.
- **S**éminaires : élargir ses connaissances en philosophie spirituelle et sociale, en anglais et dans sa langue maternelle, (notamment en participant aux séminaires, qui sont aussi l'occasion d'approfondir sa pratique spirituelle).
- **T**âche : se charger d'une tâche dans la communauté spirituelle, conseillé par un enseignant spirituel *(ácárya)* ou un autre responsable.
- ***K**iirtan - Lalita* : chanter et danser le *kiirtan* chaque jour, avant la méditation ; pratiquer également quotidiennement *kaośikii* et, pour les hommes, le *táńd́ava.*

(Soit : L'usage de l'eau, l'hygiène masculine, les poils, les sous-vêtements, le demi-bain, le bain, l'alimentation et le jeûne ; la pratique spirituelle, une foi entière et inébranlable envers : le but spirituel, l'idéologie spirituelle, les règles de conduite et le commandement suprême, les promesses, la réunion de méditation, les R.S.T.K.)

Relire régulièrement ce résumé jusqu'à l'avoir bien en tête.

Tels sont les Seize Points. S'ils peuvent paraître fastidieux à la première lecture, il ne faut pas penser que le chemin spirituel est impossible si l'on n'applique pas exactement tous les points. Pour les intégrer, on s'efforcera de remplir le tableau des Seize Points présenté p. 97 et suivantes.

Nous avons exposé ici une science spirituelle du corps et de l'esprit, plus on l'appliquera, plus grand sera le développement physique, mental et spirituel. Pour plus d'informations, vous pouvez contacter n'importe quel professeur spirituel *(ácárya)* ou centre de l'Ánanda Márga.

Nous vous recommandons de lire les différents livres de *Shrii Shrii* Ánandamúrti (certains ouvrages, touchant des sujets plus temporels, sont signés du nom civil de *Shrii Shrii* Ánandamúrti : Prabhat Ranjan [écrit aussi Raiñjan] Sarkar). Consultez pour cela les pages 115 et suivantes et le site ci-dessous :

editions-ananda-marga.fr

Vous y trouverez la liste et la présentation des ouvrages disponibles en français de *Shrii Shrii* Ánandamúrti ou Prabhat Ranjan Sarkar et de professeurs spirituels de l'Ánanda Márga.

Sur **http://anandamarga.free.fr** vous trouverez une présentation et des informations détaillées sur les pratiques yoguiques de l'Ananda Marga, avec des schémas, des fichiers audios et vidéos, etc. Ce site est aussi présent sur :

editions-ananda-marga.fr/yoga/, pour un accès plus rapide.

Pour Amurt, l'organisation humanitaire de l'Ananda Marga, consultez la page aide humanitaire de ce site.

Voir d'autres adresses p. 114.

BÁBÁ NÁM KEVALAM !

Les « ennemis » et « entraves » intérieurs *(ripu* et *pásha)*

« La pratique des principes de l'éthique yoguique *(yama et niyama)* engendre une humanité idéale. Quelqu'un de bien établi dans ces principes devient libre des ennemis et entraves intérieurs *(ripu* et *pásha)*, il s'élève hors de portée de la divine force d'illusion *(avidyá)*. Notez bien qu'il s'agit de dominer ces *ripu* et *pásha* et non de les éliminer, car le maintien de la vie requiert ces tendances naturelles, ce doit être non pas vous qui leur soit soumis, mais elles qui vous soient soumises ! »

Manuel pratique de l'Ánanda Márga (Caryácarya) tome 1

« Les **six ennemis** *(ripu)* émanent intrinsèquement du psychisme humain et se manifestent ensuite dans le monde extérieur : ce sont **le désir, la colère, l'avidité, l'attachement aveugle, l'orgueil et la jalousie**. Tandis que les huit entraves *(pásha)* [qui sont la haine, le doute, la peur, la honte, la critique négative, l'attachement à son lignage, l'orgueil de sa conduite morale et l'attachement à son prestige] naissent de l'influence qu'exerce sur nous le monde extérieur.

[…] Une personne intelligente, une personne sage, régulera les six ennemis *(śaḋ-ripu)* et combattra les huit entraves *(aśṫa-pásha)*. Les anciens saints et sages n'ont prescrit aucune méthode pour combattre les six ennemis car il faut les réguler. Si l'on contre ou supprime l'un d'entre eux, il réussit à se manifester par l'intermédiaire d'un autre. Une personne en qui l'instinct d'avidité est très fort, par exemple, et qui est contrainte, sous la pression de la pauvreté, de faire fi de cet instinct, manifestera cette avidité refoulée par de la colère (la personne se mettra dans de violentes colères) ou par un autre des six ennemis.

L'approche psychologique vis-à-vis des six ennemis est ainsi de les garder sous son contrôle et de ne pas leur permettre, quelles que soient les circonstances, de s'opposer à un code de conduite social indiscuté. Certaines personnes peuvent être très gourmandes, il se peut qu'elles meurent prématurément de suralimentation ou de ne pas pouvoir s'empêcher de manger des aliments qui leur sont interdits. Les personnes intelligentes contrôleront leur gourmandise de sorte à ne pas tomber malade. Prenez les alcooliques, sous l'effet de l'alcool ils deviennent des victimes impuissantes de leur dépendance. S'ils canalisent leur goût très fort en un ardent amour pour la musique, la peinture ou un autre art, leur penchant se satisfait dans une certaine mesure et cela leur permet de ne plus se nuire.

En ce qui concerne les **huit entraves** *(pásha)*, **[la haine, le doute, la peur, la honte, la critique négative, l'orgueil de son lignage, de sa conduite et de son prestige]** l'opinion mûrement réfléchie des sages du passé a été que l'on doit combattre ces pulsions assujettissantes. Pour combattre avec succès l'instinct de la peur, il faut s'avancer à pas rapide vers la source de la peur et si nécessaire avec les armes requises physiques et psychiques. Si l'on se cache derrière des portes closes, la peur s'enracine tellement en nous qu'on ne peut plus s'en débarrasser.

Gardez donc à l'esprit qu'il faut réguler les six ennemis *(ripu)* [le désir, la colère, l'avidité, l'attachement aveugle, l'orgueil et la jalousie] et combattre et contrer les huit entraves *(pásha)*. Le moyen de se débarrasser des huit entraves est d'élargir son esprit, pour élever sa nature humaine. »

Shrii Shrii Ánandamúrti, *Shabda Cayaniká Part 4*

« Ces six ennemis *(ripu)*, en resserrant leur emprise mentale à la faveur de nos limitations mentales, donnent naissance aux huit entraves *(pásha)*. »

Shrii Shrii Ánandamúrti,
« Les racines acoustiques de l'alphabet indo-aryen »

Chants pour la méditation

SAḾ GACCHADHVAM

(Chant pour engager la méditation collective)

SAḾ GACCHADHVAḾ SAḾ VADADHVAḾ
Allons ensemble, mettons-nous à l'unisson,
SAḾ VO MANÁḾSI JÁNATÁM,
Ensemble, connaissons nos esprits,
DEVÁ BHÁGAḾ YATHÁ PÚRVE SAḾJÁNÁNÁ UPÁSATE,
Comme les sages du passé s'accordaient pour partager,
SAMÁNII VA ÁKÚTIH,
Unissons notre aspiration,
SAMÁNÁ HRDAYÁNI VAH(a),
Unissons nos cœurs,
SAMÁNAM ASTU VO MANO,
Unissons nos esprits,
YATHÁ VAH(a) SUSAHÁSATI.
Que nous allions d'un parfait ensemble.

Ce chant est tiré du très ancien *Rig Véda (X, 191, 2 et 4).*

****

NITYAḾ SHUDDHAḾ

(Chant qui clôt la méditation collective)

NITYAḾ SHUDDHAḾ NIRÁBHÁSAḾ
Éternel, pur, au-delà de toute apparence,
NIRÁKÁRAḾ NIRAIṆ̂JANAM
Incorporel, sans tache,
NITYABODHAḾ CIDÁNANDAḾ
Omniscience, pur Esprit et béatitude,
GURUBRAHMA NAMÁMY AHAM
Dieu, qui nous guide, je te salue.

Guru-Pújá

(Chant d'abandon à la Guidance divine)

Akhańd́a-mańd́alákáraḿ,
[La divine « Demeure »] est sans fin, comme le cercle,
Vyáptaḿ yena carácaram ;
Elle imprègne le mobile et l'immobile ;
Tat padaḿ darshitaḿ yena,
La divine « Demeure » nous est révélée grâce à lui,
Tasmae shrii-gurave namah
Je me prosterne devant ce guide divin.

Ô divin maître, qui nous révèle l'infinie Présence divine qui imprègne le mobile et l'immobile, je te salue.

Ajiṋána-timirándhasya,
Aveuglés (que nous sommes) par les ténèbres de l'ignorance.
Jiṋánáiṋjana-shalákayá
Avec le bâtonnet portant le collyre de la connaissance,
Cak(ś)ur unmiilitaḿ yena,
Il (nous) ouvre les yeux,
Tasmae shrii-gurave namah,
Je salue ce divin maître.

Ô divin maître, qui par la connaissance, dessille les yeux de celui qui est dans l'obscurité de l'ignorance, je te rends hommage.

Gurur brahmá, gurur viśńuh,
Le maître n'est autre que le Créateur, le Préservateur,
Gurur devo maheshvarah,
Il est aussi le divin Destructeur,
Gurur eva parama brahma,
Il est Dieu suprême,
Tasmae shrii-gurave namah.
Je m'abandonne à ce divin maître.

Ô divin maître, Dieu créateur, protecteur et destructeur, Dieu absolu lui-même, je m'en remets à toi.

***

Tava dravyaḿ jagadguro,
C'est ton propre bien, ô Seigneur de l'univers,
Tubhyam eva samarpaye.
Que je t'offre.

Prononciation sommaire des *mantra*

u se prononce « ou », les voyelles ***á, ii, ú, e, o*** sont allongées ou longues, le ***r*** voyelle se prononce « ri », ***e*** se prononce « è », ***ae*** se prononce ail. Le ***ḿ*** se prononce quelque peu comme un « ng », la présence du ***h*** se marque par une expiration, ***c*** se prononce tch, le ***v*** à l'intérieur d'un mot se prononce « ou » (*sva* donne soua (soi), etc.), ***j*** se prononce dj (sauf dans *jiṋa* qui se prononce guia), ***y*** en début de mot se prononce comme un léger « dj », et en fin de mot « i » tout en faisant la liaison avec le mot suivant.

Le ***n*** final ou devant une consonne se prononce comme suivi d'un *a* muet, ***ń*** et ***d́*** sont n et d rétroflexes (la langue recourbée vers le palais), ***iṋ*** est un n palatal, ***uṋ*** est un n vélaire (dit toutefois « guttural » en sanscrit). Le ***s*** est toujours dur, ***sh*** et ***ś*** se prononcent comme un « ch » palatal et un « ch » rétroflexe, ***kś*** se prononce ici kh (prononciation *yajur* védique).

Vous pouvez écouter les chants sur :
editions-ananda-marga.fr/yoga/Mantra ou
http://anandamarga.free.fr/Mantra

Le tableau des Seize Points qui suit (à photocopier avant de le remplir[1]) reprend tous les points expliqués dans ce livre. Il comprend en détail les principes moraux et spirituels *(yama-niyama)*, les quinze vertus *(shiila)*, mais aussi les six ennemis et les huit entraves intérieurs (voir p. 92) *(ripu* et *pásha)*, tendances mentales négatives que la pratique des principes moraux spirituels nous aide à réguler et combattre. Le but de ce tableau est de nous aider à penser, consciencieusement, chaque jour aux Seize Points et à améliorer notre conduite, et non de le parcourir chaque jour d'une manière routinière pour vite le remplir. Il s'agit d'une auto-analyse.

L'utilisation du tableau des Seize Points

Pour le remplir, marquer « / » quand le point a été bien suivi et rien si ce n'est pas le cas. On peut aussi mettre « e » pour essayé (en anglais un *t* pour *« tried »*) pour dire qu'on s'y est efforcé. Bien se rappeler cependant que cela ne veut pas dire qu'on a suivi le point, mais qu'on a fait des efforts sincères pour cela.

On peut si l'on veut donner une explication de ses erreurs sous la rubrique « Remarque ». Les tableaux sont disponibles dans tous les centres de l'Ánanda Márga.

Au point 7 (l'alimentation), les colonnes pour le nombre de plats pris aux repas sont destinées aux travailleurs de l'Ánanda Márga à plein temps *(LFT)* et permanents *(WT) (LFT : Local Full Timer ; WT : Wholetimer)* qui ne doivent pas manger plus de quatre plats différents à un même repas.

Au point 9, de la pratique spirituelle *(sádhaná),* ceux ayant reçu des leçons supérieures de méditation indiqueront chaque fois la ou les leçon(s) qu'ils ont effectuée(s) (les quatre sessions sont là pour les *LFT* et les *WT* qui en ont quatre par jour).

---

[1] Vous trouverez également les fichiers pdf à télécharger du tableau, tailles A4 et *Letter*, en bas de la page « Liens divers » du site editions-ananda-marga.fr/yoga/.

LES SEIZE POINTS (tableau) Nom : .... Mois de ....

Jour			***1***	***2***	***3***	***4***	***5***	***6***	***7***	***8***	***9***	***10***	***11***	***12***	***13***	***14***	***15***	***16***	***17***	***18***	***19***	***20***	***21***	***22***	***23***	***24***	***25***	***26***	***27***	***28***	***29***	***30***	***31***
1. Usage de l'eau																																	
2. Hygiène masculine																																	
3. Savon, huile, peigne																																	
4	Sous-vêtements appropriés																																
	changés quotidiennement																																
5. « Demi-bain » avant	les pratiques spirituelles																																
	les repas																																
	le sommeil																																
6	Douche quotidienne																																
	avec méthode, *mantra*, source lumineuse																																
7	Bonne *(sáttvik)* alimentation																																
	Nombre de plats différents pris au repas (*LFT* et *WT*)																																
8. Jeûne	sec																																
	hydrique																																
	Pensée continuelle du Divin																																
9. Pratique spirituelle	Idée spirituelle avant chaque action (par le *guru mantra)*																																
	Méditation	matin	12 34 56	12 34 56	12 34 56	12 34 56	12 34 56	12 34 56	12 34 56	12 34 56	12 34 56	12 34 56	12 34 56	12 34 56	12 34 56	12 34 56	12 34 56	12 34 56	12 34 56	12 34 56	12 34 56	12 34 56	12 34 56	12 34 56	12 34 56	12 34 56	12 34 56	12 34 56	12 34 56	12 34 56	12 34 56	12 34 56	12 34 56
		midi	12 34 56	12 34 56	12 34 56	12 34 56	12 34 56	12 34 56	12 34 56	12 34 56	12 34 56	12 34 56	12 34 56	12 34 56	12 34 56	12 34 56	12 34 56	12 34 56	12 34 56	12 34 56	12 34 56	12 34 56	12 34 56	12 34 56	12 34 56	12 34 56	12 34 56	12 34 56	12 34 56	12 34 56	12 34 56	12 34 56	12 34 56
		soir	12 34 56	12 34 56	12 34 56	12 34 56	12 34 56	12 34 56	12 34 56	12 34 56	12 34 56	12 34 56	12 34 56	12 34 56	12 34 56	12 34 56	12 34 56	12 34 56	12 34 56	12 34 56	12 34 56	12 34 56	12 34 56	12 34 56	12 34 56	12 34 56	12 34 56	12 34 56	12 34 56	12 34 56	12 34 56	12 34 56	12 34 56

	nuit	12 34 56	12 34 56	12 34 56	12 34 56	12 34 56	12 34 56	12 34 56	12 34 56	12 34 56	12 34 56	12 34 56	12 34 56	12 34 56	12 34 56	12 34 56	12 34 56	12 34 56	12 34 56	12 34 56	12 34 56	12 34 56	12 34 56	12 34 56	12 34 56	12 34 56	12 34 56	12 34 56	12 34 56	12 34 56	12 34 56	12 34 56
pratique de *guru sakásh*																																
pratique de *páiṇca janya*																																
Postures (*ásana*)	matin																															
	soir																															
Propreté	vestimentaire																															
	du lit																															
	de son cadre de vie																															
et pureté mentale :																																
service aux humains	physique																															
	matériel																															
	de protection																															
	conseils																															
service	aux animaux																															
	aux plantes, etc.																															
	à Dieu																															
suivi des règles sociales																																
principes moraux spirituels *(yama-niyama)*, quinze vertus, etc. (au verso)																																
Lecture spirituelle																																
10. Foi inébranlable en son but spirituel																																
11. Foi inébranlable en son idéal spirituel																																
12. Foi inébranlable dans les règles de conduite (détaillées au verso)																																
13. Foi inébranlable dans le commandement suprême																																
14. Promesses	rappel au réveil																															
	suivies strictement																															

15	Méditation collective hebdomadaire																																
	sinon, méditation sur place le même jour																																
	ou saut d'un repas cette fin de semaine																																
16	**R**. règles de conduite suivies																																
		sympathisants créés par cela																															
	S. Étude de	la philosophie spirituelle																															
		la philosophie sociale																															
		sa langue maternelle																															
		l'anglais																															
	T. tâche sous notre responsabilité																																
	K. pratique du *kiirtan*																																
		pratique de *kaośikii*																															
		pratique de *táńdava* (hommes)																															

LES RÈGLES DE CONDUITE

(Tableau des 16 Points au verso)

/ point suivi. e (pour essayé *(tried)*) pour l'effort fourni.

point non suivi.

Date	*1*	*2*	*3*	*4*	*5*	*6*	*7*	*8*	*9*	*10*	*11*	*12*	*13*	*15*	*16*	*17*	*18*	*19*	*20*	*21*	*22*	*23*	*24*	*25*	*26*	*27*	*28*	*29*	*30*	*31*
Les principes moraux spirituels : *Yama*																														
Ne pas blesser ni nuire *(Ahiḿsá)*																														
La vérité bienveillante *(Satya)*																														
Ne pas voler (pensée et action) *(Asteya)*																														

Voir Dieu en tout et tous *(Brahmacarya)*																														
Vivre sobrement *(Aparigraha)*																														
Niyama																														
La pureté et la propreté *(Shaoca)*,																														
Le contentement *(Santośa)*,																														
Se sacrifier/service *(Tapah)*,																														
L'étude spirituelle *(Svádhyáya)*,																														
La méditation *(Iishvara prańidhána)*.																														
Les Quinze Vertus (Shiila)																														
1. Pardonner/être indulgent.																														
2. Hauteur et largeur d'esprit.																														
3. Maîtriser sa conduite et son humeur.																														
4. Prêt à tout sacrifier de sa vie personnelle pour l'idéologie.																														
5. Retenue générale.																														
6. Comportement agréable et souriant.																														
7. Montrer du courage moral.																														
8. Donner l'exemple par sa conduite.																														
9. S'abstenir complètement de tous ragots et médisance.																														
10. Suivi strict des principes moraux.																														
11. Admettre ses erreurs, s'en punir.																														
12. Ni haine, ni colère, ni suffisance.																														
13. Pas de bavardages.																														

14. Être discipliné.																														
15. Faire preuve de sens des responsabilités.																														
Les six ennemis (*sáḋ-ripu*) [à réguler]																														
Le désir, l’attrait temporel *(kámah)*,																														
la colère *(krodhah)*,																														
la cupidité et l’avidité *(lobhah)*,																														
l’attachement aveugle *(mohah)*,																														
l’orgueil *(madah)*																														
la jalousie ou envie *(mátsaryam)*.																														
Les huit entraves (aśt́a pásha) [à combattre]																														
la haine *(ghrńah)*,																														
le doute *(shauṋká)*,																														
la peur *(bhayam)*,																														
la honte *(lajjá)*,																														
la critique négative *(jugupsá)*,																														
l’attachement à son lignage *(kulam)*,																														
l’orgueil de sa conduite morale *(shiilam)*,																														
l’attachement à son prestige *(mánah)*.																														

Remarques :

Glossaire sanscrit

Revu, corrigé et complété, édition 2016, édition 2023

Ácárya/á : « celui/celle qui enseigne par sa conduite ». L'*ácárya* est un professeur spirituel ; il est qualifié pour donner des instructions et guider dans les pratiques spirituelles.

Ánanda : la Béatitude, un courant de bonheur infini, qui s'oppose au bonheur relatif et court qui nous vient des réjouissances matérielles. *Ánanda* et *Brahma* (Dieu) sont synonymes car Dieu seul est bonheur infini.

Ásana : la posture de yoga, une position, tenue confortablement et dans un état de bien-être. Bien que certaines *ásana* soient difficiles au début, elles peuvent devenir confortables par la suite. On appelle aussi, en méditation, le point de concentration de la pensée, *ásana*, car c'est en ce point que la pensée se pose.

Átman/átmá : l'âme, ou parfois, l'Esprit *(Paramátman)*. Tous les êtres vivants ont une âme *(átman* [*átmá* au nominatif]) qui est leur véritable identité. Ce « soi » *(átmá* signifie à la fois « soi » et « âme » en sanscrit) est la conscience témoin : l'Esprit se manifestant dans la psyché individuelle. L'ensemble de tous les *átman* est *Paramátman*, l'Esprit en tant que témoin du Psychisme divin/de la Pensée divine et de toute la création.

Bábá est dérivé du sanscrit *vapra* et signifie bien-aimé. Le sens commun est Père, Seigneur. Pour les êtres vivants, le Seigneur est *Bábá* et pour le Seigneur, l'être vivant est *bábá*.

Bhagavad-dharma : *bhagavat-* (« du Seigneur/divine ») et *dharma*, ce qui caractérise, qui est la qualité innée. Le *bhagavad dharma* est la qualité innée de l'être humain, sa nature divine, spirituelle, qui est de tendre vers la perfection et de s'immerger en l'Esprit à l'aide de la pratique spirituelle. Cette nature spirituelle a quatre aspects : ***vistára***, l'expansion mentale, le développement de la psyché, ***rasa***, se mouvoir dans le flot universel (grâce à un abandon qui est l'essence même du dévouement spirituel), ***sevá***, qui est de rendre service de façon désintéressée et ***tatsthiti***, l'établissement dans l'état suprême, autrement dit *mokśa*, le salut.

Bhúta a deux sens principaux : 1) un élément fondamental de la matière : spatial, gazeux, lumineux, liquide ou solide, autrement dit, éther, air, feu, eau ou terre ; 2) une entité créée (à l'aide des cinq éléments de la matière).

Brahma : Dieu, qui est une combinaison de puissance agissante et de pur esprit *(prakrti* et *puruśa)* ; voir aussi *saiṇ̂cara* et *pratisaiṇ̂cara.*

Brahmacarya : *Brahma* + √*car* (bouger avec but). C'est ressentir Dieu (*Brahma*) dans ses différentes formes dans toutes les actions de notre vie, et nous conduire vis-à-vis d'elles de façon juste (voir aussi à *madhuvidyá*).

Buddhi : la *Kat́ha Upaniśad* appelle *buddhi* la raison, la faculté de jugement, conscience morale – dite aujourd'hui « *buddhi* « inférieure » » – qui guide et dirige les pensées, elles-mêmes dirigeant les sens et la motricité, mais on entend en général aujourd'hui par *buddhi* (dite pour cela « supérieure ») le *buddhi-tattva* qui est le principe mental, dit aussi *mahat-tattva* (« grand principe »), lieu du sentiment même d'existence.

Cakra : 1) roue ou cycle ; 2) réunion de personnes, rassemblement ; 3) territoire ; 4) centre directeur d'énergie subtile. Le corps comprend sept tels *cakra* situés le long de la colonne vertébrale : le *múládhára*, à la base de la colonne ; le *svádhiśt́hána*, au niveau du bas-ventre ; le *mańipura*, au-dessus du nombril, le *anáhata*, au centre de la poitrine, le *vishuddha*, au milieu du cou, l'*ájiṇ̂á*, au niveau d'entre les sourcils, et le *sahasrára*, au sommet de la tête. Ce sont les lieux de régulation des énergies physiques, psychiques et spirituelle, là où s'effectue la direction psychique des tendances naturelles *(vrtti)*. Ces *cakra* sont très importants dans les exercices spirituels.

Dharma : tendance innée ou nature ; le *dharma* du feu est ainsi de brûler. Celui des animaux est de manger, dormir, craindre, se reproduire, etc. Le *dharma* de l'être humain, spirituel, est dit *bhagavad dharma*, c'est la recherche du bonheur sans limite. Le mot *dharma* est cependant extrêmement polysémique, il désigne aussi le Bien, la loi naturelle, la religion, la spiritualité, le devoir, etc.

Guru : littéralement « celui qui conduit de l'obscurité à la lumière ». Il y a des gourous de différents niveaux. Un gourou est celui qui a le pouvoir d'attirer un certain niveau de l'esprit d'une autre personne par la maîtrise des niveaux supérieurs de son propre esprit. Un *sadguru* (de *sat* + *guru*) est celui qui est le maître de tous les niveaux psychiques, celui qui s'est unifié à l'Esprit, pure conscience suprême. Lui seul peut conduire un aspirant spirituel au but ultime. Cependant, le *sadguru* dit : *Brahmaeva gurur eko náparah (Ánanda Sútram 3-9) :* « Dieu seul est le *guru*, nul autre que lui ». (Le mot *guru* peut aussi désigner un professeur en général.)

Iḿá náḿii : un des deux courants d'énergie subtile qui courent le long de la colonne vertébrale. Il s'achève dans la narine gauche ; c'est le *náḿii* lunaire (opposé au solaire qu'est le *pingalá*). Il correspond au cerveau droit qui dirige les tendances psychiques subtiles. Durant la méditation ou les postures *(ásana)* (voir à *náḿii*), il est souhaitable que cette narine soit active, c'est-à-dire que le souffle y circule.

Jágrti : « lieu d'éveil ». Le *jágrti* est, dans l'Ánanda Márga, le nom des locaux servant de centres à la communauté spirituelle. La réunion de méditation, le *dharmacakra,* s'y tient chaque semaine là où il y a un *jágrti.*

Karma : action, et, aussi, conséquence de l'action. Quand les tendances psychiques ou les impressions *(saḿskára)* emmagasinées dans le psychisme s'expriment, c'est le *karma*. Le sens originel du mot *karma* [action] est *yajiña*, autrement dit c'est une action consacrée.

Karmaphala : *karma* (action) + *phala* (fruit). C'est expérimenter les fruits de ses actions. *Karmańy evádhikáras te, má phaleśu* *kadá cana* : *Tu as autorité sur tes actions, pas sur leurs résultats*, nous dit Krishna dans la *Bhagavad Giitá (2-47).*

Kośa : couche ou « enveloppe » (physique ou psychique). Le psychisme comprend, en plus du corps physique *(annamaya kośa)* qui est l'enveloppe charnelle, cinq *kośas* : la *kámamaya kośa*, le niveau psychique « grossier » ayant à faire avec le désir et l'action physiques ; la *manomaya kośa*, niveau plus subtil où s'effectuent les activités mentales, la mémoire, la pensée, les rêves ; l'*atimánasa kośa*, le niveau supramental, qui transparaît dans les rêves (qui se manifestent eux dans le *manomaya kośa*) et où apparaît la première expression des *saḿskára* ; la *vijiṋánamaya kośa*, le plan subliminal, où se trouvent la connaissance vraie, le renoncement et la jouissance des beaux-arts ; et finalement la *hirańyamaya kośa*, la couche psychique « dorée », niveau ayant à voir avec l'amour spirituel et le désir de Dieu.

Kśatriya : « guerrier », désigne les gens qui s'efforcent d'avoir la maîtrise du monde matériel par la force physique, le pouvoir, la bravoure et la combativité. C'est également la qualité des sportifs et des aventuriers. Voir aussi à *varńa*.

Kula-kuńd́alinii : « force fondamentale lovée ». C'est la force de spiritualité latente en tout être vivant. Chez l'être humain, on la dit résider dans le *múládhára cakra* à la base de la colonne vertébrale. Les exercices de la pratique tantrique *(tantra sádhaná)* sont destinés à réveiller cette *kula-kuńd́alinii* et lui permettre de monter le long de la colonne jusqu'à se fondre avec le siège spirituel, dans le *cakra sahasrára*, au sommet de la tête. C'est l'accomplissement spirituel.

Lungota : un sous-vêtement spécial pour homme (un slip yoguique ajusté). Il protège ses organes génitaux et favorise le calme et le contrôle mental.

Madhuvidyá : *madhu* (miel) + *vidyá* (science, connaissance). *Madhuvidyá* est la connaissance qui adoucit l'esprit. Cette connaissance est celle de Dieu *(Brahma)*. Celui qui agit avec le sentiment que tout et chacun est Dieu *(madhuvidyá)*, suit le *brahmacarya*. *Madhuvidyá* est aussi le nom de la deuxième leçon de la pratique spirituelle de l'Ánanda Márga.

Mantra : *man* (esprit) + *tra* (ce qui libère). On appelle *mantra* le mot (sanscrit) qui libère l'esprit. Un *mantra* est un mot à qui un *mahá-kaola* a donné une puissance spirituelle. Un *mahákaola* est celui qui peut consciemment non seulement élever sa force spirituelle *(kula kuńdalinii)* mais aussi celle d'autrui, pour lui permettre d'atteindre à la connaissance de soi (c'est-à-dire de Dieu, notre soi profond). Un *mantra* personnel a généralement deux syllabes qui correspondent à la nature rythmique de la respiration (*mantra* individuel, utilisé en méditation). Un mantra universel en a huit. Le sens et l'idée du *mantra* sont tels qu'ils engendrent l'élargissement de l'esprit.

Márgii (pour *ánanda márgii*) : quelqu'un qui a pris connaissance, par l'intermédiaire d'un professeur spirituel *(ácarya/á)*, d'une technique de méditation de l'école Ánanda Márga et qui la pratique régulièrement.

Mudrá : mouvement symbolique ou geste « idéatif ». 1) Position de la main ayant un effet psycho-spirituel (geste de salutation, de bénédiction ; mouvements des mains de la danse indienne). 2) Position semblable aux postures *(ásana)*, mais qui requiert plus de participation mentale.

Nádii : littéralement tube ou canal, artère, etc. Dans le yoga, cela désigne surtout les deux « nerfs », ou méridiens, subtils qui remontent le long de la colonne vertébrale en se croisant cinq fois au niveau des cinq *cakra* inférieurs. Tous les deux partent de la base de la colonne. L'un se termine dans la narine droite et l'autre dans la narine gauche (voir à *idá nádii* et *pimgalá nádii*) ; il y a aussi la *suśumná nádii*, *nádii* purement spirituelle, qui monte droit et qu'ils entourent.

Namaskár : le salut spirituel. « Je salue la divinité en toi avec tous les charmes divins de mon esprit et tout l'amour et la cordialité de mon cœur. » On y associe une *mudrá* (un « mouvement symbolique des mains ») : les mains sont jointes, paume contre paume, les doigts serrés. Touchez du bout des pouces le point entre les sourcils (le point de régulation de la pensée) et ensuite le point moyen de la poitrine (le point de commande du cœur). On pratique aussi cette salutation avant et après les pratiques spirituelles (méditation, *kiirtan* et *táńd́ava*), en hommage à l'Esprit divin, conscience infinie, et aussi comme salutation générale lors de toute rencontre et séparation.

Nr : (prononcer « nri »), l'être humain.

Parama-puruśa : *parama* (suprême) + *puruśa* (l'être, l'esprit). C'est Dieu, littéralement l'Esprit, l'Être suprême, la pure et incommensurable conscience, l'entité une, conscience témoin et superviseur des psychismes individuels, du psychisme collectif et de la force contrôlant l'univers. Le *tantra* dit que tous les êtres créés sont différentes formes de l'Esprit *(puruśa)*, des incarnations de Dieu, et ne reconnaît pas la théorie de l'*avatár* (incarnation particulière de Dieu) qui dit que seuls certains êtres sont des incarnations de Dieu. Quand une personne qui a parcouru la voie de l'évolution a pris, suite à son incarnation répétée dans le cycle de la manifestation et de sa pratique spirituelle assidue, pleinement conscience de sa véritable nature, elle manifeste des qualités divines. Ce n'est cependant que Dieu *(parama puruśa)*, l'Être suprême lui-même, qui est le véritable *guru*.

Pásha (aśt́a-pásha) : voir p. 92

Pingala/piuṋgalá nád́ii : l'un des deux courants d'énergie subtile qui se croisent au niveau des *cakra*. Il se termine dans la narine droite et dirige l'aspect analytique de la pensée. Au moment des repas, particulièrement quand nous mangeons une nourriture solide, il est souhaitable d'activer la narine droite (qui est plus particulièrement dirigée vers les objets et les actions physiques). En effet, ce « méridien » dit aussi « solaire » canalise l'énergie dans le corps physique, ce qui facilite la digestion (voir à *nád́ii*).

Prakrti : la puissance ou force agissante divine, délimitante, « qualifiante », caractérisante. Elle a trois composantes ou *guńas : sáttvika* (pure ou conscientisante ou spiritualisante), *rájasika* (activante ou mutatrice) et *támasika* (statique, matérialisante, inertiante, alourdissante, grossière, sombre). Toute caractéristique dans cet univers dépend d'une combinaison de ces trois *guńas* et de leurs diverses et respectives importances.

Pratisaiṇcara : le courant spiritualisant divin *(brahma)* que suit l'évolution des espèces. Ce mouvement de retour en l'Esprit commence à la création de la vie, allant de la multitude à l'Unique, de la matière (le grossier) à l'Esprit (le subtil) en passant par le développement du psychisme individuel.

Puruśa : l'être, l'esprit pure conscience. Là où la *prakrti* (la force agissant dans cet univers) est active, c'est le *puruśa* (l'Esprit, le principe cognitif, l'âme) qui lui en délègue le pouvoir, et qui est la substance caractérisée et délimitée. Cette création est tout entière la manifestation des différentes formes du *puruśa* caractérisées par la *prakrti*.

Ripu (śad́ ripu) : voir p. 92

Rśi : sage bienfaisant et inventeur. On appelle aussi *rśi* (prononcer richi) les auteurs des grandes épopées indiennes.

Saiṇcara (sañcara) : le mouvement matérialisant divin *(brahma)*, qui conduit de l'Esprit, le subtil, à la matière, le grossier, de l'Un à la multitude, et par lequel se manifeste cet univers physique, en tant que forme prise par la Psyché divine. On l'oppose à *pratisaiṇcara* qui est le mouvement individuel de retour de la multitude en l'Esprit.

Sádhaná : la *sádhaná* est l'effort soutenu que l'on fait pour atteindre au but spirituel. Le terme *sádhaná* désigne souvent la méditation, mais il se réfère en fait à tout l'aspect pratique de la vie spirituelle, qui n'est qu'une lutte incessante pour acquérir la maîtrise des tendances grossières de la force opératrice *prakrti* et se libérer de son esclavage. On appelle *sádhaka* celui ou celle qui pratique la *sádhaná.*

Sadvipra : « Les révolutionnaires spirituels qui travaillent à l'élévation progressiste de l'homme de manière bien pensée et planifiée, que ce soit dans les domaines physique, psychique ou spirituel, tout en adhérant aux principes de *yama* et *niyama*, sont des *sadvipra.* » *(Idée et Idéologie).* Les *sadvipra* sont des personnalités au-delà de toute classe, et qui ont les qualités des quatre classes *(varńa)* humaines (ouvrière, guerrière, intellectuelle et commerçante).

Sahasrára (*sahasra* (mille) + *ara* (rayon)) **:** voir à *cakra.*

Saḿskára : élan réactionnel. Chaque action engendre une réaction mentale. Dès qu'on agit, celle-ci s'engrange automatiquement au niveau inconscient sous forme latente et s'exprimera quand les circonstances s'y prêteront. Cette réaction reste dans le psychisme [même désincarné] sous une forme potentielle jusqu'à ce qu'elle se soit exprimée.

Satsauṋga/satsanga : compagnie spirituelle (voir point 15, *dharmacakra*)

Sáttvika/sâttvique : pur, subtil, qualité d'un des trois attributs ou aspects caractérisants *(guńas)* de la *prakrti* (voir à *prakrti*).

Sevá : service altruiste, cela implique de rendre service de façon désintéressée, par amour et compassion, sans attendre en retour de « récompense » physique, psychique ou spirituelle.

Shiila : « bonne disposition » ou « vertu », règle de bonne conduite, bouclier contre la dégénérescence psychique.

Shúdra désigne en Inde la classe des travailleurs manuels, ceux qui sont dépourvus des qualités combattantes des *kśatriya*, des qualités intellectuelles et/ou spirituelles des *vipra* et des qualités commerçantes des *vaeshya* (voir à *varńa*).

Shúdrocita sevá : servir une personne au niveau physique (voir p. 43).

Suśumná (nadii) : Ce canal d'énergie spirituelle (entouré d'*idá* et de *pingalá*) monte droit dans le corps, et quand il est libre, l'énergie spirituelle *(kula-kuńdalinii)* monte et libère de pratiquant de ses entraves. La 3e leçon œuvre à en dénouer les « nœuds ».

Támasik : statique, inerte, qualité d'un des trois attributs *(guńas)* de la *prakrti* (voir à *prakrti*).

Tantra : *tan* (la léthargie, la lourdeur d'esprit) + *tra* (ce qui libère). Le *tantra* désigne le culte pratique et l'enseignement philosophique associé autochtones de l'Inde. Systématisé par Shiva, il y a environ sept mille ans, il est répandu en Inde bien sûr, mais aussi notamment dans le bouddhisme tibétain qui est le tantrisme bouddhique (ou, du point de vue bouddhiste, le bouddhisme tantrique). La connaissance des *cakra* est typiquement un savoir issu du *tantra*. On appelle également *tantra* les textes décrivant ce culte et cette philosophie. Voir aussi à *Parama Puruśa*.

Vaeshya : (« commerçant ») désigne les gens qui vivent de la production et de la gestion des ressources, cherchant à accumuler de la richesse physique. Sont classés ainsi les marchands, les hommes d'affaires, les industriels, les producteurs fermiers et autres commerces et professions. Les *vaeshya* utilisent en priorité leurs qualités intellectuelles pour gérer des objets de ce monde matériel dans le but d'accroître leurs biens.

Varńa : littéralement : couleur. Cela désigne ici la couleur mentale, la qualité psychique prédominante. On peut diviser la société humaine en quatre catégories *(varńa)* selon les tendances mentales des personnes : les *shúdra* (travailleurs manuels), les *kśatriya* (« guerriers », désigne les personnes aux tendances martiales ou sportives), les *vipra* (intellectuels, mais aussi les artistes et les religieux) et les *vaeshya* (marchands). Toutes les caractéristiques mentales sont diverses combinaisons de ces quatre qualités de base. Celles-ci n'ont rien à voir avec l'aspect physique, le statut social ou familial (en Inde *varńa* signifie aussi caste). Cela concerne les tendances psychiques. Ceux qui ont une certaine tendance mentale peuvent la changer consciemment par leurs efforts et leur volonté. Nous appelons *sadvipra* les personnalités spirituelles qui ont les qualités des quatre groupes *(varńa)*.

Vipra : (« intellectuel ») celui chez qui les qualités intellectuelles prédominent.

Vrtti (prononcer : *vritti*) : les instincts et tendances naturelles. Ceux-ci dépendent du fonctionnement des glandes corporelles. Cinquante *vrtti* principales correspondent aux cinquante principales glandes. *Vrtti* signifie aussi profession, activité, etc.

Yajiṋa (prononcer : djaguia) : « action d'offrir » ; c'est une action consacrée. Le véritable *yajiṋa*, c'est s'offrir soi-même au Seigneur, qui se manifeste sous la forme de l'humanité souffrante et de tous les êtres créés.

Yoga : union/unification. Le mot *yoga* désigne la fusion de l'être individuel dans l'Être universel. Voilà le véritable état de yoga, l'état d'accomplissement spirituel. De façon générale, le mot *yoga* désigne également les pratiques accomplies pour atteindre à ce but (voir à *sádhaná*).

Yogi/yoginii : celui/celle qui a atteint le yoga ou, plus communément, celui qui fait des efforts pour l'atteindre.

Pour ceux que l'étude du sanscrit intéresse, Ánanda Márga France édite un manuel d'étude du sanscrit (contacter anandamarga@free.fr ou anandamarga@laposte.net pour le rendre disponible dans votre région ou pays).

Contact et Enseignement

Les enseignants spirituels de l'Ánanda Márga enseignent sans frais les techniques de la méditation yoguique et les diverses pratiques yoguiques recommandées par l'école Ánanda Márga aux personnes sincères désireuses de les pratiquer.

Pour avoir la visite d'un enseignant dans votre ville, contactez le centre de l'Ánanda Márga correspondant :

En **France**, écrivez à : Ánanda Márga Pracáraka Saḿgha,
chez M. Botrel, 28 rue de Quintin, 22000 Saint Brieux
Ou par mél à anandamarga@laposte.net ou
anandamarga@free.fr ou anandamargalibros@yahoo.es
Adresses internet en fin de chapitre.

En **Europe** : Ánanda Márga Pracáraka Saḿgha,
Weisenauer weg 4, D-55129 Mainz, Allemagne
tél : 00 - 49 6131-834262 mél : sosberlin@anandamarga.eu
ou europe@anandamarga.org, https://www.anandamarga.eu

En **Afrique** : l'association Ananda Marga est présente au Burkina Faso, au Cameroun, au Congo, en Côte d'Ivoire, au Togo ainsi que dans de nombreux autres pays d'Afrique et d'ailleurs. Pour avoir la visite d'un enseignant dans votre ville, contactez le centre d'Ananda Marga du Burkina Faso qui vous orientera.

- Burkina Faso : Ananda Marga
01BP 3665 Ouagadougou 01, Burkina Faso
Tél : 00 226 25375592 / 70255808
Mél : amurtbf@gmail.com

Île Maurice : ravirambujoo@intnet.mu tél. 00230 6179709

Madagascar : Tananarive :
Mél : somiirserge@gmail.com, tél : 00 261 330774652.

Haïti : Ananda Marga, Inobert Pierre 12, Rue E. Guello,
Fond des Blancs, Haïti, WI 8312

Mél : inobert@yahoo.fr Tél: +509 42 93 65 17
Mél : demeter@desprihaiti.org
Amurtel/Ananda Marga, Rue Garnier, Impasse Dumond 10a, Bourdon, Port au Prince, Haïti. Tél. 00 509 38132828

En Amérique du Nord :

- **Canada** : AM Master Unit Canada
323 Rang St-Louis, St-André-Avellin (Québec)
J0V1W0 Canada, tél (port.): 00 1 613 322 6663
Montréal : tél (port.) : 00 1 514-806-4426
Mél : dayashiilananda@gmail.com

- **États-Unis** :
Ánanda Márga Center, 149-02 Melbourne Avenue, Flushing, New-York 11367 (USA)
Tél : (00-1-)718-8981603 (New-York)
Mél : sosny@anandamarga.us, http://ampsnys.org

Etc.

Sur **Internet** : editions-ananda-marga.fr
editions-ananda-marga.fr/yoga ou
http://anandamarga.free.fr
www.anandamarga.fr
https://www.anandamarga.eu (anglais)
https://www.anandamarga.org (anglais)

anandamarga.free.fr ou son site miroir sur les editions-ananda-marga.fr/yoga est un site sur les pratiques spirituelles de l'Ánanda Márga et plus.

editions-ananda-marga.fr présente tous les ouvrages en français des éditions Ananda Marga.

Voir leur présentation p. 91.

Ouvrages de *Shrii Shrii* Ánandamúrti

Nous avons notamment une série[1] sur les textes de la tradition spirituelle indienne, commençant par :

– *Sublime Spiritualité, la philosophie mystique du yoga*, une plongée dans la philosophie du *yoga* et du *tantra* ainsi que dans la tradition de la *bhakti ;*

Suivie de volumes commentant les Oupanishads – la tradition philosophique des Védas – majeures, commentaires dont les éditions françaises comprennent la traduction française directe du texte sanscrit de l'oupanishad cité par l'auteur :

– *La Science sacrée des Védas (I)*
(Îshâ, Prashna, Mundaka, Páshupata Brahma, Kaevalya et Nrsiḿha Tápaniiya[2] *Oupanishads)*
– *La Spiritualité de la Katha Oupanishad.*
– *L'Enseignement philosophique et spirituel de la Shwetâshwatara Oupanishad, etc.*[1]

Ainsi qu'une série de courts ouvrages commentant des versets phares de la tradition spirituelle de l'Inde :

– *Nectar de l'Enseignement spirituel, tomes 1, 2, 3*, etc.[3]

Une somme sur Shiva, présentant l'aspect historique (incluant les courants religieux jusqu'à aujourd'hui), l'essentiel de l'enseignement de Shiva, les courants philosophiques traditionnels indiens et leur rapport à Shiva, et les hymnes traditionnels à Shiva :

– *Mes hommages ô Shiva le tranquille – Namah Shiváya Shántáya*

---

[1] La série *Subháśita Saḿgraha*, qui a au moins vingt-six volumes en bengali, reprise dans la série intitulée *Ánanda Márga Ádarsha o Jiivanadhárá (La Philosophie et l'Idéal de vie de l'Ánanda Márga)*. (ndt)

[2] Une « version » élargie de la *Máńdúkya* Upanishad. (ndt)

[3] Trente-quatre tomes sont disponibles en langues indiennes sous le titre *Ánanda VacanÁmrtam*. (ndt)

Un ouvrage sur la vie et l'enseignement de Krishna au regard des écoles de philosophie indiennes :

– *Namámi Krśńa Sundaram (Je salue la Splendeur de Krishna)*

Un précis philosophique :

– *Ánanda Sútram*, résumant en aphorismes sanscrits expliqués (et en cinq chapitres) l'essentiel de la philosophie spirituelle et sociale de l'auteur.

Shrii Shrii Ánandamúrti a en effet également écrit, sous son nom civil Prabhat Ranjan Sarkar, des ouvrages de philosophie politique et sociale. Au niveau socio-politique, il est l'auteur d'une théorie progressiste de l'utilisation – connue en anglais sous l'acronyme *Prout (Progressive Utilization Theory)* (prononcé praote) – proposant une utilisation maximale et progressiste des ressources (physiques, psychiques, etc.) dans une perspective équitable et néohumaniste (le Nouvel humanisme englobe les autres règnes), de l'essai *Libérer l'intellect, vers un Nouvel Humanisme*, ainsi que de nombreux autres ouvrages ; soit, outre ceux mentionnés ci-dessus :

Morale :

Un Guide de conduite humaine – yama niyama, les principes moraux et spirituels du yoga,

Manuel pratique de l'Ánanda Márga t.2 (Ánanda Márga Caryácarya t.2)

Hygiène et santé :

Se soigner par le yoga, l'hygiène de vie et les remèdes naturels,

Manuel pratique de l'Ánanda Márga, t. 3

Recueils :

Une Promenade spirituelle en ce monde (florilège),

La Vision de la théorie de l'utilisation progressiste, la TUP (recueil),

La Pensée de P.R. Sarkar,

Libérer l'intelligence, pour un Nouvel Humanisme (avec des compléments) (recueil),

Les Microvita,

Aspects avancés de la psychologie du yoga,

Neohumanism in a nutshell

Philosophie :
La Philosophie de l'Ánanda Márga, une récapitulation, vol 1 (recueil),
Ánanda Sútram (précis philosophique),
L'Ánanda Márga, le Chemin jusqu'au Royaume de la Béatitude, philosophie élémentaire,
Idée et Idéologie,
La Faculté de connaître
Traité social :
Manuel pratique de l'Ánanda Márga t. 1 et 2
Histoire de la spiritualité :
Discourses on Mahábhárata
Science et connaissance ésotérique :
Pramá, Les Microvita, etc.
Civilisation :
Le Rarh, berceau de la civilisation
Politique et social :
Problème du jour,
La Société humaine (2 vol.),
A Few Problems solved,
To the Patriots,
Prout in a nutshell (21 vol.)
Littérature enfantine :
Le Lotus d'or de la mer Bleue (illustré pleine page),
Dans les abysses de la mer Bleue,
Au Pays de Cocagne,
Táŕá Bándhá Chaŕá,
Nútan Varńa Paricay
Chants et poésies :
Prabháta Saḿgiita (165 vol.)
Philologie :
Varńa Vijiināna (La Science des langues)
Varńa Vicitrá (La Diversité des lettres) (8 volumes)
Dictionnaire :
Laghu Nirukta
Encyclopédies :
Shabda Cayaniká (26 vol.) (du bengali, inachevée),
Une Agriculture idéale,
Nos amis les bêtes,
Path Calte Itikathá (6 vol.) *(Chroniques de nos régions)*
Histoires :
Galpa Saiṋcayana (12 vol.)
Etc.

Ouvrages de professeurs spirituels de l'Ánanda Márga : de *Didi* Ánandamitrá : *Les Secrets de l'Esprit* et *L'Éducation néohumaniste ;* de *Dada* Veda : *La Sagesse du tantra.*

Vous pouvez commander tous ces ouvrages par exemple sur les sites en ligne, vous en trouverez la présentation sur :

editions-ananda-marga.fr

Table des matières

www.ingramcontent.com/pod-product-compliance
Lightning Source LLC
LaVergne TN
LVHW010112170826
845678LV00012B/2360

* 9 7 8 2 9 0 7 2 3 4 2 7 6 *